基层脑血管病规范诊疗手册

主 编 王拥军

编 委：（按姓氏拼音排序）

曹秉振	陈伟琪	董可辉	胡兴越	荆 京
柯开富	黎洁洁	李子孝	刘丽萍	罗本燕
吕佩源	檀国军	谭 颖	王春娟	王春雪
王翠兰	王文敏	王伊龙	谢欣昱	杨晓萌
张 蓓	张长青	张心邈	赵性泉	朱梅佳

U0224323

中国协和医科大学出版社

图书在版编目（CIP）数据

基层脑血管病规范诊疗手册／王拥军主编. —北京：中国协和医科大学出版社，2016.1

ISBN 978-7-5679-0469-9

Ⅰ. ①基… Ⅱ. ①王… Ⅲ. ①中风 - 诊疗 - 手册 Ⅳ. ①R743.3-62

中国版本图书馆 CIP 数据核字（2015）第 279659 号

基层脑血管病规范诊疗手册

主　　编：王拥军
责任编辑：许进力　王朝霞

出版发行：中国协和医科大学出版社
　　　　　（北京东单三条九号　邮编 100730　电话 65260378）
网　　址：www.pumcp.com
经　　销：新华书店总店北京发行所
印　　刷：北京盛通印刷股份有限公司

开　　本：889×1194　　1/32 开
印　　张：7.25
字　　数：155 千字
版　　次：2016 年 4 月第 1 版　　2017 年 3 月第 2 次印刷
印　　数：1—7000
定　　价：50.00 元

ISBN 978-7-5679-0469-9

前　言

2015年9月国务院办公厅印发《关于推进分级诊疗制度建设的指导意见》，部署加快推进分级诊疗制度建设，形成科学有序的就医格局，提高人民健康水平，进一步保障和改善民生。通知中要求以高血压、糖尿病、肿瘤、心脑血管疾病等慢性病为突破口，开展分级诊疗试点工作，合理配置医疗资源、促进基本医疗卫生服务均等化。强调以基层为重点，完善分级诊疗服务体系，加强基层医疗卫生人才队伍建设，提升基层医疗卫生服务能力。

为贯彻和落实《关于推进分级诊疗制度建设的指导意见》精神，国家卫生计生委神经内科医疗质量控制中心组织全国脑血管病相关领域专家编写该书，并作为基层医院医师脑血管病诊疗的案头手册和脑血管病基层培训的教材，以期规范基层医院和医师的脑血管病诊疗服务，保障脑血管病患者在基层医院能够获得高水平、同质化的医疗服务，推动分级诊疗制度的建设和完善。

脑血管疾病是一个常见的慢病，一个急症，又是一个包罗万象又非常有趣科学的疾病范畴。每一个病种不仅包含一种系统性科学逻辑，且病种间不论从发病机制还是诊疗思维，常常蕴含着异曲同工之妙或截然相反之处，脑血管疾病的发展史正是这些疾病全貌不断显现和清晰的过程。

本书从脑血管病的发病机制开始，涵纳了疾病的最相关基础科学、疾病临床诊疗流程（详细阐述临床表现、诊断、治疗和规范化流程）、并发症处理，并融入最新国内外指南中的指导建议，最后补充了临床医生最常见的疑问解答和常用卒中量表。全书简明实用，可以系统全面地掌握脑血管疾病内科系统的规范诊疗概貌。

从事脑血管病事业的基层医师不仅要掌握脑血管病的基础理论，还要拥有疾病系统性诊疗的逻辑思维，并不断汲取、掌握最新的脑血管病的医疗服务理念和技术，规范脑血管病的诊疗，可强化基层医师的专业技术力量，让广大基层脑血管病患者放心，为分级诊疗制度的建设和完善发挥正能量。

王拥军

2016 年 3 月

目　　录

第一章　脑卒中总述

一、脑卒中分类

卒中不是一类同质性疾病，它是由不同病因和发病机制导致的临床综合征。脑卒中分类如下。①按广义病变类型可分为缺血性卒中和出血性卒中，两者的病因、发病机制、临床表现及治疗原则截然不同。缺血性卒中占80%~85%，按病因分为大动脉粥样硬化性、心源性脑栓塞、穿支动脉病变，以及其他病因和原因不明性卒中。出血性卒中占15%~20%，又可分为脑内出血和蛛网膜下腔出血。2013年美国心脏病学会/美国卒中学会（AHA/ASA）更新的卒中定义和分类，出血性卒中不包括硬膜下出血和硬膜外血肿。②按病程进展可分为短暂性脑缺血发作、进展性卒中和完全性卒中。③根据临床症状有无，分为症状性卒中和无症状性卒中（静止性/沉默性卒中）。

二、脑卒中检查和评估

（一）病史、体格检查和实验室检查

对脑卒中进行临床拟诊时，通常先根据病史和体征进行定位与定性分析，得出初步诊断，再做相应的辅助检查加以验证（表1-1），使其起到支持或排除初步诊断的佐证作用，及时修正或完善诊断。病史和体征是诊断资料的主要来源，也是临床思

维导向的主要依据，因此应夯实询问病史和体格检查的基本功。定位、定性诊断中通常要遵循一元论的原则，即尽量用一个病灶或一个原因去解释患者的全部临床表现和经过。若难以解释或解释不合理时，再考虑多病灶或多原因的可能。

表 1-1　脑卒中患者的临床评估

现病史
①时间：明确症状出现的时间非常重要；如果患者不能提供病史，要努力明确患者最后看起来正常的时间
②卒中发生时正在从事的活动
③症状进展时序（如起病即达高峰、逐步恶化、阶梯样恶化）
④既往卒中或短暂性脑缺血发作病史
⑤伴随症状：头痛、颈痛、呕吐、意识下降
⑥危险因素/血管病史：高血压、血脂异常、糖尿病、心肌梗死、心绞痛、心房颤动、风湿性心脏病、心力衰竭、主动脉动脉瘤、周围动脉病、吸烟史
⑦可引起局灶性神经功能缺损的非动脉粥样硬化性疾病：癫痫病史、偏头痛、脑原发或转移肿瘤、脑动脉瘤、头外伤、多发性硬化、药物滥用、其他
神经科查体
①生命体征；神经科查体
②头外伤者行头眼耳鼻喉检查；视网膜变化（高血压性改变、胆固醇结晶、视盘水肿、玻璃体下出血）
③颈部血管杂音
④心脏杂音、奔马律、心室功能障碍、肺动脉高压
⑤腹部血管杂音、动脉瘤
⑥周围血管杂音、搏动性减弱，皮肤缺血性改变，淤点淤斑或远端栓塞的表现
实验室检查
①通过全血细胞计数查找卒中的潜在病因：红细胞压积>60%；WBC>$15×10^9$/L；血小板>$100×10^9$/L 或<$20×10^9$/L；镰状细胞贫血或其他血红蛋白病的证据

②血沉（肿瘤、感染或血管炎时升高）

③血糖（高血糖可能会使急性期结局恶化，低血糖可能会引起局灶性神经功能改变）

④电解质

⑤血脂和纤维蛋白原

⑥PT、PTT、INR 等凝血功能检测

⑦抗心磷脂抗体

⑧神经梅毒者行快速血浆反应素试验

⑨如果可疑，行可卡因、苯丙胺尿检

注：PT：凝血酶原时间；PTT：部分凝血活酶时间；INR：国际标准化比值

（二）影像学检查

所有怀疑脑卒中的患者均应行急诊 CT 或 MRI 检查以明确是缺血性卒中还是出血性卒中。如果 CT 未显示出血、肿瘤或局灶感染，病史不支持偏头痛、低血糖、脑炎或蛛网膜下腔出血，那么最可能是缺血性卒中。

1. CT　头颅 CT 是最方便、快捷和常用的结构影像学检查手段，缺点是对早期缺血、脑干、小脑部分病灶和较小梗死灶分辨率差。急性期 CT 是鉴别脑出血和脑梗死的"金标准"。

平扫 CT：脑梗死的超早期阶段（发病 6 小时内），CT 可以发现一些细微的改变，典型如大脑中动脉高密度征：皮层边缘，尤其在岛叶外侧缘，以及豆状核区灰白质分界不清楚；脑回肿胀、脑沟变浅等，这些改变的出现提示梗死面积较大，预后较差。多数病例发病 24 小时后逐渐显示低密度的梗死灶，可表现均匀片状或楔形的明显低密度灶，面积较大梗死可继发脑水肿、占位效应和出血性梗死呈混杂密度。发病后 2~3 周为梗死吸收期，梗死灶水肿减轻和吞噬细胞浸润可与周围正常脑组织等密度，CT上难以分辨，称为"模糊效应"。增强CT：可在梗死后1~2天出现增强，1~2周最明显，可呈脑回样不均匀强化。

头颅平扫CT是确诊脑出血的首选检查。在脑出血最初36小时内，MRI不易发现颅内出血，而CT很容易发现早期脑出血。早期血肿在CT上表现为圆形或椭圆形高密度影，边界清楚。CT可准确显示出血的部位、大小、脑水肿情况及是否破入脑室等。

头颅CT也是蛛网膜下腔出血的首选检查。CT平扫最常表现为基底池弥散性高密度影。严重时血液可扩散至外侧裂、前后纵裂池、脑室系统或大脑凸面。如果头颅CT检查正常，但临床表现支持蛛网膜下腔出血，则应行脑脊液检查以协助诊断。

头颅CT平扫也是颅内静脉系统血栓形成（CVT）的首选影像学检查，表现为非动脉分布区的脑实质内低密度，即静脉性梗死。CT静脉成像（CTV）也有助于CVT诊断。

多模式CT可以提供更多关于脑血管病诊断的信息。多模式CT包括CT平扫、CT灌注成像（CT perfusion，CTP）和CT血管成像（CT angiography，CTA）。CTP有助于梗死区和缺血半暗带的判断。CTA有助于显示血管狭窄或闭塞状况，也能诊断血管畸形和动脉瘤等脑出血或蛛网膜下腔出血的病因。

2. MRI　MRI与CT相比，能提供更好的大脑灰白质的对比度。诊断72小时以内的脑梗死以及评估后颅窝病变（脑干和小脑），MRI比CT更敏感。体内有起搏器或其他铁磁性金属者不能行MRI检查。

在急性脑血管病，尤其是缺血性脑血管病中，多模式MRI能提供更多关于脑血管病诊断的信息。多模式MRI通常包括T1

加权成像（T1WI）、T2 加权成像（T2WI）、T2* 梯度回波、液体衰减反转恢复序列（Flair）、MR 血管成像（MRA）、弥散加权成像（DWI）和灌注加权成像（PWI）。DWI 和 PWI 相结合有助于鉴别梗死区和缺血半暗带（濒临梗死的低灌注区）以指导溶栓治疗。MRA 能显示脑动脉异常。

　　DWI 是根据组织细胞内水质子的运动情况来成像，DWI 在急性脑梗死后数小时及普通 MRI 序列未能显示病灶之前，即能显示缺血性病灶。

　　缺血性卒中发病数小时或更长时间，头颅 MRI 方可显示 T1 低信号、T2 或 Flair 序列上高信号的病变区域。头颅 MRI 发现脑干梗死、小脑梗死及腔隙性梗死的敏感性较 CT 高。

　　静脉窦血栓的早期在头颅 MRI 上呈等 T1 和短 T2 信号；1~2 周后，静脉窦血栓在 T1 和 T2 相上均呈高信号。晚期流空现象可再次出现。

　　脑出血在头颅 MRI 上的表现主要取决于血肿所含血红蛋白含量和分解代谢产物，呈现从周边向中心变化的特征。

　　蛛网膜下腔出血后数天 CT 的敏感性降低，头颅 MRI 可发挥较大作用。由于血红蛋白分解产物的顺磁效应，蛛网膜下腔出血数天后，T1 相和 Flair 相能清楚显示外渗的血液沉积情况。因此，当发病后 1~2 周，CT 不能提供蛛网膜下腔出血的证据时，MRI 可作为诊断蛛网膜下腔出血的重要方法。

　　MRI 可发现脑血管畸形的血管流空影，有助于发现血管畸形。

　　3. MR 血管成像（MRA）和 CT 血管成像（CTA）　MRA 是基于 MR 成像时血液产生的"流空效应"而开发的一种磁共振成像技术，它通过抑制背景信号将血管分离出来，单独显示血管结构。优点：方便省时、无放射损伤及无创性。缺点：空间分辨率不及 CTA 和 DSA；信号变化复杂，易产生伪影；对细小血管显示差。主要用于大血管闭塞、颅内动脉瘤、脑血管畸形等的诊断。MR 静脉成像（MRV）可显示上矢状窦、直窦、横窦、乙状窦及脑大静脉狭窄或闭塞的部位和程度。

CTA 是指静脉注射含碘造影剂，经计算机对图像进行后处理，三维显示颅内外血管，主要用于大血管闭塞、颅内动脉瘤、脑血管畸形等的诊断。当存在涡流或复杂血流形态时，相比 MRA，CTA 不易产生假象。

4. 数字减影脑血管造影（DSA）　DSA 是应用含碘造影剂注入颈动脉或椎动脉内，然后在动脉期、毛细血管期和静脉期分别摄片。DSA 是目前显示脑血管形态的"金标准"检查手段，对于细小血管也能清晰显示。DSA 优点是血管影像清晰，可三维显示血管，能明确病变血管、侧支循环、引流静脉等。缺点是 DSA 为有创性检查，需要动脉穿刺和注射造影剂。DSA 可用于明确颅内外动脉狭窄或闭塞、脑动脉瘤、脑血管畸形、静脉窦血栓等脑卒中的病因。

5. 多普勒超声　多普勒超声分为经颅多普勒超声检查（TCD）和颈动脉彩色多普勒超声。TCD 对颅内动脉最常用的检查部位是颞、枕和眶三个窗口。通过颞窗可检查大脑中动脉、大脑前动脉、颈内动脉末端和大脑后动脉；通过枕窗可检测椎动脉和基底动脉；通过眼窗能检测眼动脉和颈内动脉虹吸段。TCD 检查对脑血管的识别主要是根据探头的位置、超声波的角度、血流方向及频谱形态等。

TCD 可用于脑卒中病因或并发症的辅助诊断：①颅内外血管狭窄或闭塞以及侧支循环评估；②动静脉畸形或动静脉瘘供血动脉的判断；③蛛网膜下腔出血等疾病所致脑血管痉挛的判断；④脑动脉中微栓子的监测；⑤颈动脉内膜剥脱术或血管内介入治疗术中及术后的血流监测。

颈动脉彩色多普勒超声一般采用 5~10MHz 探头，可用于颈动脉、椎动脉检测，观察血管壁结构、血管内径、血流方向。临床常用于颈动脉狭窄或闭塞、锁骨下动脉盗血综合征等诊断。

6. 腰椎穿刺　当 CT/MRI 无法完成或结果阴性时即出血量很少或已过数天时，腰穿有助于诊断蛛网膜下腔出血；若腰穿无血，则可以排除蛛网膜下腔出血。腰穿对诊断可疑的中枢神经系统感染（脑脊膜炎、脑膜血管性梅毒）也很重要。

7. 超声心动图　心脏多普勒超声心动图是进行心功能评估，评价心脏收缩和舒张功能，心脏及室壁结构以及血流动力学变化的重要检查方法。当怀疑脑卒中的病因是心源性栓塞时，超声心动图有助于评估心肌病及心瓣膜病的性质和程度。当检测主动脉粥样硬化血栓性斑块、主动脉夹层、房间隔动脉瘤、左房血栓、感染性心内膜炎和分流时，经食管心脏超声（TEE）比经胸心脏超声（TTE）更敏感；TEE 也能更清晰地显示心脏瓣膜病等心脏结构。

8. 心电图　可以发现心律失常、心肌梗死及心房扩大等，更长时限的动态心电图监测可以发现常规心电图检查漏诊的心房颤动等心律失常，对于明确心源性卒中的病因十分重要。

9. 其他　如 TCD 发泡试验可用于卵圆孔未闭等的诊断；高分辨磁共振可评价颈动脉及大脑中动脉管腔内径、斑块的形态以及成分（纤维帽、脂质核、出血等）。

第二章　缺血性卒中

一、缺血性卒中概述

对卒中患者进行临床诊断时，要遵循一些常规步骤及原则。首先应关注整体层面的问题，然后深入相关细节。诊断的关键首先要解决两个问题。①病变"在哪里"：是疾病的定位诊断，通过神经系统症状、查体、影像学检查可解决。②"是什么"卒中：指卒中的类型（缺血性卒中/出血性卒中），通过病史、临床症状、影像学检查可解决。之后明确具体的病因和发病机制。

明确卒中的病因、发病机制及病变部位后，就可以进行针对性的个体化治疗。下面阐述缺血性卒中诊断过程中应掌握的基本知识，入院后初步诊断原则、卒中的发病机制、卒中严重程度评估、卒中后脑侧支循环评估、缺血性卒中分型及卒中的临床表现。

（一）入院后的初步诊断原则

患者入院后，首先要解决两个问题，第一，是否为卒中；第二，是哪种类型的卒中。

1. 是否为卒中　主要通过病史、体格检查及辅助检查来明确患者本次发病是否为卒中。卒中通常急性起病，症状很快达高峰，多伴有神经系统局灶体征，神经影像检查有特征性改变。

一旦诊断是卒中，继之应明确卒中的性质。

2. 卒中的性质 主要依据病史、体格检查、辅助检查来判断卒中的性质，神经影像学检查为明确诊断提供很好的证据。

（二）缺血性卒中分型

急性缺血性卒中（ischemic stroke，IS）正确的临床分型对患者的急性期治疗、二级预防以及卒中相关研究都至关重要。目前，在临床试验和临床实践中应用最为广泛的卒中分型是TOAST 分型，2007 年国外又发表了两种新的卒中分型：SSS-TOAST 和韩国改良的 TOAST 分型，这两种分型是在 TOAST 分型基础上对动脉粥样硬化和小动脉闭塞的诊断标准进行了改良和优化。2009 年发表的 ASCO 分型更适合于二级预防、临床试验以及基因相关研究。2011 年，中国学者提出了包含病因和发病机制的卒中分型诊断——中国缺血性卒中亚型（Chinese ischemic stroke subclassification，CISS）。

根据脑梗死部位，缺血性卒中可分为分水岭脑梗死、皮质脑梗死、皮质下脑梗死；分水岭梗死分为皮质型和内侧型，内侧型分为部分型和融合型。根据闭塞血管，缺血性卒中可分为前循环脑卒中与后循环脑卒中。根据脑梗死面积，缺血性卒中可分为大面积脑梗死与腔隙性脑梗死。

下面介绍临床常用的两个分型：TOAST 分型和 CISS 分型。

1. TOAST 分型 1993 年 TOAST 研究组对 10172 例缺血性卒中患者进行分类，建立了五个缺血性卒中亚型的 TOAST 分型（图 2-1），各分型临床特征见表 2-1。对于不同亚型，有不同的急诊处理策略、不同的二级预防措施，患者有着不同的临床预后。

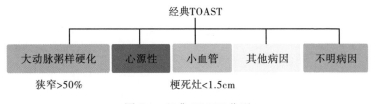

图 2-1　经典 TOAST 分型

表 2-1　缺血性卒中 TOAST 分型的临床特征

特征	类型			
	大动脉粥样硬化型	心源性栓塞型	小动脉闭塞型	其他原因型
临床				
皮层或小脑功能障碍	+	+	−	+/−
腔隙性综合征	−	−	+	+/−
影像				
皮层、小脑、脑干或皮层下梗死>1.5cm	+	+		+/−
皮层下或脑干梗死<1.5cm	−	−	+/−	+/−
辅助检查				
颈内动脉颅外段狭窄	+	−	−	−
心源性栓塞	−	+	−	−
其他检查异常	−	−	−	+

（1）大动脉粥样硬化性脑梗死（large-artery atherosclerosis）：指颈部大动脉或颅底较大动脉存在 50% 以上的粥样硬化性狭窄或闭塞，其引起的脑梗死有明确的临床特征和影像学表现。

临床：有大脑半球损伤（包括失语、忽略、感觉运动障碍等皮层损害体征）或脑干、小脑损伤的症状、体征；有间歇跛行史及同一血管区域 TIA 反复发作史；颈动脉杂音或动脉搏动减弱。

影像：CT/MRI 显示梗死灶位于皮层、皮层下、脑干、小脑，直径>1.5cm；与大动脉粥样硬化相关。双功能超声、动脉血管造影显示颅内、外动脉狭窄>50%。诊断时应排除心源性栓塞；如果双功能超声、动脉血管造影正常或仅显示轻度异常，不能诊断大动脉粥样硬化性梗死。

（2）心源性栓塞（cardioembolism）：由于心脏栓子脱落导致动脉闭塞引发脑栓塞。在 TOAST 分型法中，列出了造成心源性栓子的高度、中度危险因素（表2-2）。

临床：至少有一项证据证明栓子很可能/可能源于心脏。既往有心源性栓子脱落导致的超过一个动脉供血区的 TIA 史、卒中史或全身系统性栓塞史；临床检查可以除外大动脉粥样硬化性脑血栓形成和脑栓塞。

影像：脑形态学改变类似于大动脉粥样硬化性脑梗死。DSA：无大动脉狭窄的证据。

表 2-2　心源性栓子的来源

高度危险的栓子来源	中度危险的栓子来源
机械心脏瓣膜	二尖瓣脱垂、二尖瓣环状钙化
二尖瓣狭窄伴心房纤颤	二尖瓣狭窄不伴心房纤颤
心房纤颤	心房间隔缺损
病态窦房结综合征	卵圆孔未闭
4周之内的心肌梗死	心房扑动
左心房或左心耳血栓	单独出现的心房纤颤

续　表

高度危险的栓子来源	中度危险的栓子来源
左心室血栓	生物心脏瓣膜
扩张型心肌病	非细菌性血栓性心内膜炎
左心室区段性运动功能不良	充血性心力衰竭
左心房黏液瘤	左心室区段性运动功能减退
感染性心内膜炎	4 周之后，6 个月之内的心肌梗死

（3）小动脉闭塞性卒中（small-artery occlusion lacune）：临床：指颅内小动脉病变引起的腔隙性脑梗死，表现为典型的腔隙综合征，包括纯运动性、纯感觉性、感觉运动性、共济失调轻偏瘫综合征等，且无大脑皮层受损的表现。常有糖尿病、高血压病史，高血压、糖尿病等可引起小动脉壁增厚，造成其狭窄或闭塞。

影像：CT/MRI 显示的小梗死灶最大径<1.5cm，临床伴或不伴标准的腔隙性梗死综合征；脑部影像未显示可以解释临床综合征的病灶，但临床表现为经典的腔隙综合征。血管检查未发现病变区域相关血管狭窄。

诊断应排除心源性栓塞和同侧颅外大动脉狭窄>50%的动脉粥样硬化性狭窄。

（4）其他原因引发的缺血性卒中（other demonstrated etiology）：临床：这一类是由其他明确少见原因引发的脑梗死，如非动脉粥样硬化性血管病变、动脉夹层、纤维肌发育不良（MFD）、血管炎、血液系统疾病及遗传性疾病等。

影像：CT 或 MRI 可发现任何部位、形态的急性梗死灶。实验室检查和动脉血管造影可以发现其发病原因。

排除大动脉粥样硬化或心源性卒中的可能性。

（5）原 因 不 明 的 缺 血 性 卒 中（other undemonstrated

etiology）：这一类别包括 3 种情况：①证实有两种或多种病因，但不确定哪种与该次卒中有关；②辅助检查阴性未找到病因，除非再做更深入的检查；③常规的血管影像或心脏检查尚未完成，难以确定病因。

隐源性卒中：指患者入院后经过全面检查仍不能明确病因，或有多个病因无法判别。2014 年 4 月在 *Lancet Neurology* 杂志新发表了一个全新的缺血性卒中概念——原因不明的栓塞性卒中（embolic strokes of undetermined source，ESUS），在隐源性缺血性卒中，除去 ESUS，其他为原因不明的缺血性卒中。

隐源性卒中大约占整个缺血性卒中的 1/4，大多数病灶为栓塞性病灶（非腔隙性梗死），诊断出栓塞的病因至关重要，常见栓塞的病因包括卵圆孔未闭（PFO）、瓣膜病、主动脉弓斑块和颈动脉斑块。

2. CISS 分型　中国缺血性卒中亚型（CISS）分为大动脉粥样硬化（LAA）、心源性卒中（CS）、穿支动脉疾病（PAD）、其他病因（OE）及病因不确定（UE）五种类型。CISS 分型在病因诊断中将主动脉弓粥样硬化归类到大动脉粥样硬化，使其更加符合真正的病理改变；同时提出了穿支动脉疾病，将粥样病变正式引入到穿支动脉的病因诊断中。将大动脉粥样硬化性梗死的发病机制区分为能够用现代影像技术识别的载体动脉斑块或血栓堵塞穿支、动脉-动脉栓塞或低灌注/栓子清除下降及混合型（图 2-2～2-4）。这些改良不仅使卒中分型更加符合临床实践，也加深了对卒中病理生理机制的理解。

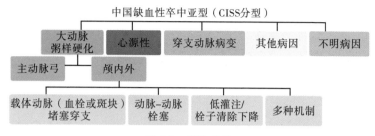

图 2-2　CISS 全貌

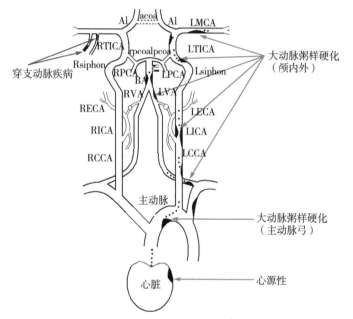

图 2-3　大动脉粥样硬化、心源性和穿支动脉疾病

注：Aorta：主动脉；RCCA：右颈总动脉；LCCA：左颈总动脉；RICA：右颈内动脉；LICA：左颈内动脉；RECA：右颈外动脉；LECA：左颈外动脉；RVA：右椎动脉；LVA：左椎动脉；BA：基底动脉；RPCA：右大脑后动脉；LPCA：左大脑后动脉；RPCoA：右后交通动脉；LPCoA：左后交通动脉；Rsiphon：右虹吸部；Lsiphon：左虹吸部；RTICA：右颈内动脉终末部；LTICA：左颈内动脉终末部；LMCA：左大脑中动脉；ACoA：前交通动脉；A1：大脑前动脉 A1 段

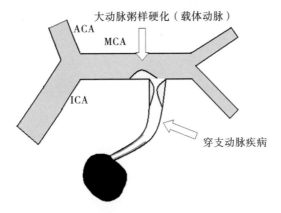

图 2-4 穿支动脉疾病

注：ACA：大脑前动脉；MCA：大脑中动脉；ICA：颈内动脉

☆CISS 分型说明：

（1）大动脉粥样硬化（large artery atherosclerosis, LAA）：在 CISS 分型中，大动脉粥样硬化包括主动脉弓和颅内/颅外大动脉粥样硬化。

1）主动脉弓粥样硬化：①急性多发梗死病灶，特别是累及双侧前循环和（或）前后循环同时受累；②没有相应的颅内或颅外大动脉粥样硬化性病变（易损斑块或狭窄≥50%）的证据；③没有心源性卒中潜在病因的证据；④没有可引起急性多发梗死灶的其他病因如血管炎、凝血异常以及肿瘤性栓塞的证据；⑤存在潜在病因的主动脉弓动脉粥样硬化证据［经高分辨 MRI/MRA 和（或）经食管超声证实的主动脉弓斑块≥4mm 和（或）表面有血栓］。

2）颅内外大动脉粥样硬化：①无论何种类型梗死灶（除了穿支动脉区孤立梗死灶），有相应颅内或颅外大动脉粥样硬化证据（易损斑块或狭窄≥50%）；②对于穿支动脉区孤立梗死灶类型，以下情形也归到此类：其载体动脉有粥样硬化斑块（HR-

MRI）或任何程度的粥样硬化性狭窄（TCD、MRA、CTA 或 DSA）；③需排除心源性卒中；④排除其他可能的病因。

（2）心源性卒中（cardiogenic stroke，CS）：

1）急性多发梗死灶，特别是累及双侧前循环或前后循环共存的在时间上很接近的包括皮层在内的梗死灶；

2）无相应颅内外大动脉粥样硬化证据；

3）不存在能引起急性多发梗死灶的其他原因，如血管炎、凝血系统疾病、肿瘤性栓塞等；

4）有心源性卒中证据；

5）如果排除了主动脉弓粥样硬化，为肯定的心源性，如果不能排除，则考虑为可能的心源性。

6）心源性卒中的潜在病因包括：二尖瓣狭窄，心脏瓣膜置换，既往 4 周内的心肌梗死，左心室附壁血栓，左心室室壁瘤，永久性或阵发性房颤或房扑、伴或不伴超声自发显影或左房栓子，病窦综合征，扩张性心肌病，左室射血分数<35%，心内膜炎，心内肿物，伴有原位血栓的卵圆孔未闭（PFO），在脑梗死发生之前伴有肺栓塞或深静脉血栓形成的 PFO。

（3）穿支动脉疾病（penetrating artery disease，PAD）：由于穿支动脉口粥样硬化或小动脉玻璃样纤维病变所导致的急性穿支动脉区孤立梗死灶称为穿支动脉疾病。

诊断标准：

1）与临床症状相吻合的发生在穿支动脉区的急性孤立梗死灶，不考虑梗死灶大小；

2）载体动脉无粥样硬化斑块（HR-MRI）或任何程度狭窄（TCD、MRA、CTA 或 DSA）；

3）同侧近端颅内或颅外动脉有易损斑块或>50%的狭窄，孤立穿支动脉急性梗死灶归类到不明原因（多病因）；

4）有心源性栓塞证据的孤立穿支动脉区梗死灶归类到不明

原因（多病因）；

　　5）排除了其他病因。

　　（4）其他病因（other etiology，OE）。

　　（5）病因不确定（undetermined etiology，UE）。

　　☆颅内外大动脉粥样硬化性缺血性卒中潜在病理生理机制分型定义

　　在CISS分型体系中，对颅内外大动脉粥样硬化所致缺血性卒中的潜在发病机制进行了分类，包括：载体动脉（斑块或血栓）阻塞穿支动脉、动脉-动脉栓塞、低灌注/栓子清除下降以及混合机制。

　　（1）载体动脉（斑块或血栓）阻塞穿支动脉：穿支动脉分布区的急性孤立梗死灶，载体动脉存在斑块或任何程度狭窄的证据。例如：发生在基底节区的急性孤立梗死灶，在同侧大脑中动脉分布区不存在其他急性梗死病灶；或者在脑桥发生的急性孤立梗死灶，而在基底动脉供血区内不存在其他急性梗死病灶。该急性孤立梗死灶推断是由载体动脉的斑块突出后堵塞了穿支动脉的血流所致。

　　（2）动脉-动脉栓塞：影像学上显示在粥样硬化的颅内外大动脉分布区内的皮层小的梗死灶或单发的区域性梗死灶。在该病变血管分布区内不存在与之相关的分水岭区梗死。如果病灶为多发，或者虽为单一梗死病灶但在TCD上发现微栓子信号，则该诊断可以明确。但是，即使皮层梗死病灶为单发或者虽有区域性梗死但TCD未发现微栓子信号也可以诊断动脉-动脉栓塞。

　　（3）低灌注/栓子清除下降：此类机制的梗死病灶仅位于分水岭区。在病变血管分布区内没有急性皮层梗死灶或区域性梗死灶。与临床症状相对应的颅内或颅外血管狭窄程度通常大于70%，伴或不伴低灌注或侧支代偿不良的证据。

（4）混合机制：上述2种或2种以上机制同时存在。

☆缺血性卒中病理生理机制分型说明

（1）颅外大动脉（颈内动脉颅外段和椎动脉颅外段）粥样硬化血栓形成性狭窄或闭塞有以下几个特点：①如果斑块碎片或血栓形成不脱落，且Willis环侧支代偿良好，则不出现梗死灶；②如果斑块碎片或血栓形成不脱落，但Willis环侧支代偿不良，当存在诱发循环灌注下降的因素如血压下降，可能会导致分水岭梗死；③如果斑块碎片或血栓形成脱落至远端，根据梗死灶部位不同称之为动脉-动脉栓塞或栓子清除下降。

（2）颅内大动脉粥样硬化血栓形成性狭窄或闭塞，以大脑中动脉为例，有以下几个特点：①如果斑块碎片或血栓不脱落，也没有堵塞穿支动脉，而且皮层软脑膜侧支代偿良好，供应穿支动脉区的新生侧支血管丰富，整个大脑中动脉供血区经历了长时间缺血耐受，因此，即使完全闭塞，其供血区可以不出现梗死灶；②如果斑块碎片或血栓不脱落，也没有堵塞穿支动脉，但侧支代偿不充分，当存在诱发循环灌注下降的因素如血压下降时，可能会导致分水岭梗死；③如果血栓形成堵塞穿支动脉口，造成穿支动脉区梗死灶，称之为载体动脉堵塞穿支；④如果斑块碎片或血栓脱落到远端，根据梗死灶部位不同称之为动脉-动脉栓塞或栓子清除下降。基底动脉病变梗死的发病机制类似大脑中动脉。

（3）发生在分水岭区的梗死灶，其发病机制是低灌注/栓子清除下降。低灌注是指因为单纯的血流灌注下降而导致的动脉供血区交界处出现梗死；而栓子清除下降则是指当微栓子进入到血流灌注相对不足的血供交界区后不容易被清除掉，堆积下来造成分水岭区梗死。这两种发病机制临床上通常很难截然区分，但如果一个颈内动脉或大脑中动脉狭窄超过70%的患者，狭窄同侧有分水岭区梗死，同时 TCD 微栓子监测又发现微栓子信号，则诊断栓子清除下降机制比较肯定，即使 TCD 微栓子监测未发现微栓子信号也不能否定该机制的存在。目前，将两种机制混同可能更合适。

临床判断低灌注是否一定要有灌注检查？不一定。只要是发生在分水岭区的梗死，都认为可能有低灌注存在。若发生分水岭梗死，其供血动脉狭窄超过 70%，无论是否有灌注检查的证据，都诊断为低灌注/栓子清除下降。

（三）缺血性卒中的发病机制

脑缺血导致的卒中有三种机制：血栓形成、栓塞和系统性低灌注。

1. 血栓形成 是脑梗死最常见的发病机制，最常见的原因是动脉粥样硬化，另外多种原因（如动脉炎、血液系统疾病、癌症等）均可促发血栓形成。脑动脉粥样硬化常见的发生部位：颈总动脉与颈内/颈外动脉分叉处；大脑前/中动脉的起始段；椎动脉起始段及颅内段的近端和远端；基底动脉起始段、分叉部及大脑后动脉起始段。

动脉粥样硬化发展累积形成斑块，分为：稳定型斑块和易损型斑块。稳定斑块可导致严重的血管狭窄，造成远端组织缺血及分水岭梗死；而易损斑块容易破裂，可导致动脉-动脉栓塞和（或）破溃组织表面血小板沉积，继发原位血栓形成。

血管内发生的血栓通常分为三种。

（1）红色血栓：由纤维蛋白和红细胞在血流缓慢的管腔中形成，形成不需血管壁发生异常或组织因子的释放。

（2）白色血栓：不含红细胞，而是由血小板和纤维蛋白构成。白色血栓通常在血管壁或内皮发生损伤，且血流速度较快的部位产生。

（3）小血管中散在的纤维蛋白沉积：很多情况下，首先形成白色血栓，然后形成红色血栓，并覆盖在前者的表面。

2. 栓塞　与血栓形成相比，栓塞性血管堵塞的原发病灶并不在受累血管本身，而是起源于心血管系统近端，最常见于心脏，其次是大动脉（如主动脉弓、颈动脉和椎动脉），然后是全身静脉（图 2-5）。心源性栓塞的常见栓子来源为心房颤动、瓣膜病等导致的心房或心室内血栓。动脉-动脉栓塞的常见栓子来源包括血凝块、聚集的血小板和脱落的斑块碎片。而静脉系统的血凝块常在有心脏病变的前提下才能进入脑循环，如房间隔缺损、卵圆孔未闭（PFO）等，被称为"反常栓塞"。另外，也有其他一些比较罕见的栓子来源。

3. 系统性低灌注　低灌注性脑缺血时，最常见原因为心脏

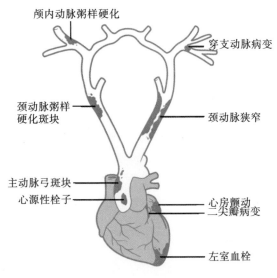

图 2-5　缺血性卒中的常见发病部位和发病机制

泵衰竭（常见于心肌梗死或严重心律失常）和低血压（常见于失血或血容量不足）。相比前两种机制的脑缺血，低灌注性累及脑范围更广，常为双侧广泛累及，且动脉支配区的交界处低灌注更明显（分水岭梗死）。若患者已有某血管的病变，则此时系统性低灌注会出现不对称的脑缺血分布。

（四）卒中严重程度评估

评估卒中后损伤的严重程度，对临床治疗决策非常重要。下面从微观（组织学）和宏观（临床功能）两方面阐述。

1. 微观　在组织学及病理生理机制方面的评估

（1）通过结构影像学了解梗死的部位和范围。

CT 检查可发现某些脑梗死的早期征象，主要包括：①大脑中动脉（MCA）高密度征，为血栓或栓塞的标志；②岛带征，即岛叶外侧缘或豆状核灰白质界限消失；③外侧裂、脑沟变浅。脑梗死的早期征象有利于判断病情和选择合适的治疗方法。有研究发现，发病 6 小时内约有 82% 的患者大脑中动脉区存在上述早期征象。

在临床实践中，CT 的影像学诊断为临床医师提供许多有价值的信息。Alberta 卒中项目早期 CT 评分（Alberta Stroke Programme Early Computed Tomography Score，ASPECT 评分）是一种简单、可靠和系统的早期缺血改变评价方法，能快速定量评价发病 24 小时内脑梗死程度和预测临床转归，有助于指导溶栓选择及判断预后。此评分与 NIHSS 评分具有良好的相关性，在预测神经功能恢复程度方面的敏感度和效度分别为 0.78 和 0.96。ASPECTS 评分与脑梗死后最初的 NIHSS、3 个月后改良的 Rankin 评分（mRS）均呈负相关。

评分方法：最初分值 14 分。早期缺血改变每累及一个区域减 1 分，ASPECT 评分 = 14-所有 14 个区域总分（图 2-6）。

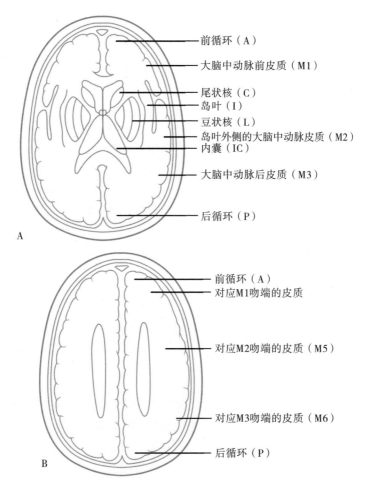

图 2-6　ASPECTS 评分方法示意图（A 和 B）

皮层下结构区域：①尾状核（C）；②豆状核（L）；③内囊（IC）。

皮层结构区域：④大脑中动脉前皮层区（M1）；⑤岛叶皮层（I）；⑥大脑中动脉岛叶外侧皮层区（M2）；⑦大脑中动脉后皮层区（M3）；⑧M1 上方的大脑中动脉皮层（M4）；⑨M2 上方的大脑中动脉皮层（M5）；⑩M3 上方的大脑中动脉皮层（M6）；⑪大脑前动脉区（A）；⑫大脑后动脉区（P）；⑬脑干区，包括延髓、脑桥和中脑（Po）；⑭小脑区，包括小脑半球、蚓部（Cb）

（2）通过灌注影像学了解脑损伤的严重程度。

脑组织损伤的程度主要取决于脑缺血的部位和持续时间，以及侧支循环的代偿能力。全身血压、血容量和血黏度等都会影响脑组织的血供。

临床上我们主要依靠 CT/MRI 灌注影像学来判断，包括：局部脑血流量（rCBF）、脑血容量（CBV）、平均通过时间（MTT）、达峰时间（TTP）。其严重程度分为三级，即良性低灌注、缺血半暗带和梗死核心（图 2-7）。安静状态，一般身材的年轻人正常 CBF 约每分钟 50～55ml/100g 脑组织，随着 CBF 下降，脑组织相继产生良性低灌注、缺血半暗带和梗死不同程度变化（图 2-8）。CBF 降至大约每分钟 20ml/100g 时，脑电活动即受到影响（电功能受损）；降至大约每分钟 10ml/100g 时，细胞膜与细胞正常功能会受到严重影响（电衰竭）；降至每分钟 5ml/100g 以下时，神经元会在短时间内死亡（细胞死亡）。

（3）了解脑低灌注持续的时间和严重程度。

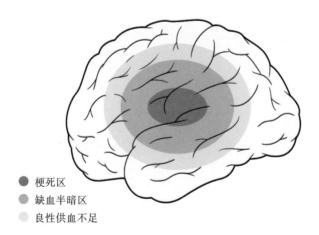

● 梗死区
● 缺血半暗区
○ 良性供血不足

图 2-7　脑缺血区的不同程度变化

脑低灌注持续的时间与症状持续时间不是同一个概念，低灌注持续时间靠灌注影像来判断。如果一个急性脑梗死的患者其灌注影像学显示 CBF 降低，CBV 升高，MTT、TTP 延长，则提示存在长期低灌注，其发病机制可能为大血管严重狭窄；如果 CBF 降低的同时伴随 CBV 降低，则栓塞的可能性比较大。因此，脑低灌注持续时间是判断狭窄或栓塞的重要参数。

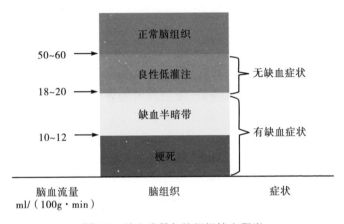

图 2-8　脑血流量与脑组织缺血程度

脑血流量绝大部分并非存在于脑底部或脑表面的大血管中，而是在微循环中。循环中血流阻力最大来源于微循环（血流阻力与血管直径呈负相关），高血压、糖尿病等可引起小动脉壁增厚，增加微循环血流阻力，也降低 CBF。

（4）判断血管病变的程度。

了解血管是狭窄、闭塞，还是闭塞后再贯通，将决定不同的处理手段。如果血管重度狭窄要提高动脉灌注压；如果完全闭塞，要设法再通；如果已经再灌注，要避免再灌注损伤。

脑动脉狭窄有很多原因造成，主要原因为动脉粥样硬化，其次是夹层动脉瘤，纤维肌发育不良，动脉炎和其他原因，其中动脉粥样硬化是最常见的原因，占所有原因的90%。脑动脉粥样硬化斑块形成后为了代偿，血管外壁向内收缩或向外扩张，形成血管的重构，如果外壁向外扩张称为外向性重构或阳性重构，如果外壁向内收缩称为内向性重构或阴性重构（图2-9）。在脑动脉粥样硬化狭窄发病机制方面，不同的血管重构引起的机制不一样，阳性重构引起动脉-动脉栓塞，而阴性重构引起血流动力学障碍，此类患者大多数需要进行支架治疗。

不同的剪切力对血管重构会产生影响，剪切力过低的地方会出现阳性重构。剪切力是指血流与血管内皮之间的摩擦力，血流慢的地方认为是低剪切力地方，动脉粥样硬化都是在低剪切力地方发生。

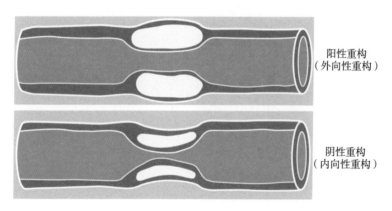

阳性重构
（外向性重构）

阴性重构
（内向性重构）

图2-9 动脉粥样斑块血管重构类型

临床上常会发现，一些患者动脉狭窄很严重，甚至完全闭塞，而临床症状很轻，这意味着动脉狭窄是在很长一段时间内形成的，说明此动脉存在阴性重构。这些患者如果出现临床症状阶梯状恶化，多与血容量不足和灌注压下降有关，治疗上应避免强效、快速降压，同时补充血容量。

还有些患者动脉狭窄很轻，但临床症状很重，这意味着其动脉狭窄的进程发展很快，说明存在易损斑块，此时应选用强效降脂、抗血小板治疗。

2. 宏观　在临床神经功能方面的评估。卒中急性期临床严重程度评估，通常用 NIHSS 评分，这是评估神经功能缺损程度的常用指标，也可用于溶栓后治疗效果评估。基线 NIHSS>16 分的患者很有可能死亡，而 NIHSS<6 分的很有可能恢复良好；每增加 1 分，预后良好的可能性降低 17%。NIHSS 评分范围为 0～42 分，分数越高，神经功能损伤越严重：0～1 分：正常或近乎正常；1～4 分：轻度卒中/小卒中；5～15 分：中度卒中；15～20分：中～重度卒中；21～42 分：重度卒中。

卒中恢复期，可用改良的 Rankin 量表（mRS）来评定卒中后的功能残疾情况，评估患者的功能预后。另外，还可用 Barthel 指数（Barthel Index，BI）评估患者的日常生活活动能力，评价患者治疗前后的功能恢复情况。

（五）卒中后脑侧支循环评估

脑侧支循环是指当脑供血动脉严重狭窄或闭塞时，血流可通过其他血管（侧支或新形成的血管吻合）到达缺血区，使脑缺血组织得到不同程度的灌注代偿。脑侧支循环在缺血性脑血管病中对维持脑灌注起着重要作用。系统评估脑侧支循环（表2-3）有助于脑血管病个体化治疗方案的选择、临床预后的评估以及卒中风险的分层。

根据开放层次，脑侧支循环可分为 3 级：一级侧支循环代偿即 Willis 环，是颅内最重要的侧支循环途径，是颅内各主要动脉之间互相沟通的桥梁，使左、右侧大脑半球以及前、后循环的血流相互沟通。在正常情况下，前交通动脉（anteriorcommunicating artery，ACoA）和后交通动脉（posterior communicating artery，PCoA）不开放，一旦某侧颈内动脉严重狭窄（>70%）或闭塞，血流量明显减少导致灌注压下降时，ACoA和（或）PCoA开放，向病变侧提供代偿血流，从而减轻或避免狭窄血管供血区缺血或发生梗死。该代偿途径在缺血早期发挥作用并作为主要的代偿途径，成为初级侧支代偿。二级侧支循环代偿主要包括眼动脉和一级软脑膜侧支。当Willis环的代偿不能满足供血需求时，次级代偿通路开始发挥作用。眼动脉是重要的次级侧支代偿通路，负责沟通颈内动脉与颈外动脉。如果颈内动脉在眼动脉发出之前出现慢性严重狭窄或闭塞，颈外动脉血流就会经眼动脉逆流以供应颈内动脉。

此外，大脑血管皮质支的末梢会在软脑膜内形成广泛的血管网，构成二级侧支代偿的另一通路——软脑膜吻合支。三级侧支循环代偿即新生血管，是指通过血管发生和动脉生成产生的新生血管供血。当次级代偿仍不能满足供血需求时，新生血管就成为最终的侧支代偿途径，也是目前研究侧支代偿指导临床治疗的关键和热点。

表2-3 侧支循环分级系统：血管造影

0级	无造影可见的侧支血流到缺血部位
1级	有缓慢的侧支血流到缺血区的外周，有恒定的充盈缺损区
2级	有快速的侧支血流到缺血区的外周或部分缺血区，有恒定的充盈缺损区
3级	侧支血流缓慢，但到静脉期晚期，整个缺血区有完全的血流
4级	通过逆向灌注，整个血管床有完全和快速的血流灌注

二、缺血性卒中临床表现

脑卒中是急性脑循环障碍导致的局限性或弥漫性脑功能缺损的临床综合征。虽然缺血在脑组织内，但是病变部位可能在心脏亦或动脉等，动脉病变部位可位于：主动脉弓、主动脉弓上血管、大动脉起始部、入脑前动脉及脑动脉。脑循环具有丰富的侧支循环以调节或代偿脑组织的血液供应，供应大脑的主要血管分布如图（图 2-10）。

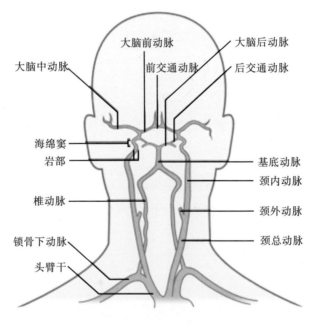

图 2-10　颅内外主要大动脉

注：颈总动脉右侧起自头臂干，左侧起自主动脉弓，两侧颈总动脉经胸锁关节后方，在胸锁乳突肌深面向上，在平对甲状软骨上缘处，分为颈内动脉和颈外动脉

　　不同的缺血部位，会导致不同的临床表现，典型的表现是某一血管供血区的局灶性神经功能缺损。缺血性脑血管病我们按照损伤的血管通常将其分为前循环病变和后循环病变，前后循环的三支主要大动脉供血分布区域如图2-11。

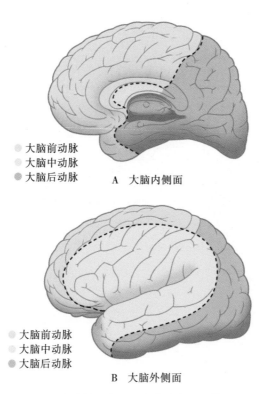

大脑前动脉
大脑中动脉
大脑后动脉

A　大脑内侧面

大脑前动脉
大脑中动脉
大脑后动脉

B　大脑外侧面

图 2-11　大脑前、中、后动脉在大脑的供血区

（一）前循环病变

前循环主要来自颈内动脉，发出眼动脉、大脑中动脉、大脑前动脉及脉络膜前动脉和后交通动脉（图2-12）。

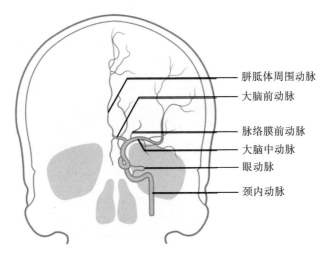

胼胝体周围动脉
大脑前动脉

脉络膜前动脉
大脑中动脉
眼动脉
颈内动脉

图 2-12　前循环的主要动脉

1. 颈动脉闭塞

（1）颈总动脉（CCA）闭塞：CCA病变最常见原因为动脉粥样硬化，常伴有全身大动脉闭塞性疾病。CCA狭窄较少见，闭塞的发生率更低，约为颈内动脉（ICA）闭塞的1/10，占1%~5%。CCA闭塞后，如果颈内动脉、颈外动脉（ECA）分叉处是开通状态，则颈外动脉的血液会进入颈内动脉供应颅内；或者对侧颈外动脉→甲状腺上动脉→闭塞侧的颈外动脉，血液反流进入未闭的颈动脉分叉，然后进入ICA，为患侧大脑半球提供足够的血液，这样临床可以不产生症状。如果颈外动脉不能向颅内供血，那么颈总动脉闭塞导致卒中和 TIA 的风险显著增高，同时椎-基底动脉 TIA 的发生率也会增加。如果出现症状，则与 ICA 闭塞产生的症状相同。

（2）颈内动脉（ICA）严重狭窄和闭塞：ICA 闭塞是否产生症状，主要与闭塞的速度和侧支循环建立的情况有关。ICA 严重狭窄或闭塞，CT 和 MRI 上最常见的病灶分布为分水岭梗死或大脑中动脉分布区的大面积皮质梗死。

眼部和大脑半球缺血症状是诊断 ICA 颈段病变的重要依据（表 2-4）。ICA 颈段闭塞的患者由于存在 Willis 环及眼动脉的代偿，加之部分患者 ICA 的闭塞是缓慢发生，侧支循环建立充分，可以完全代偿，所以 30%~40% 的患者可以无临床症状。颈内动脉虹吸部狭窄或栓塞比较少，一般无眼部和视网膜的特征性病理改变；常见大脑前动脉（ACA）或大脑中动脉分布区的孤立梗死灶。

ICA 起始部病变时，上肢无力最常见；虹吸段病变时，下肢无力更常见，提示 ACA 供血区缺血；当缺血累及 ACA 和 MCA 供血区的中心区域时，会引起明显的下肢和面部无力。

ICA 颅内段分叉处的闭塞通常为栓塞性，当栓子阻塞颅内段远端时，通常会累及大脑前动脉及大脑中动脉供血区导致大面积梗死。颅内血管闭塞通常比颈部血管病变预后差。

表 2-4 颈内动脉严重狭窄或闭塞的特征性表现

特征性表现	临床症状
视网膜缺血表现	一过性黑蒙（短暂性单眼盲） 是 ICA 损伤最具定位价值的症状之一，由眼动脉的分支视网膜动脉闭塞引起。持续几秒或几分钟后消失。如果视网膜动脉的一根分支血管闭塞，则仅出现视野上/下象限缺损

续　表

特征性表现	临床症状
大脑半球缺血表现	最常见于大脑中动脉区域，主要表现为对侧无力（面部和上肢较下肢明显），对侧感觉障碍、失语等 ①有些严重 ICA 狭窄患者，可连续几周出现短暂、反复的短暂性脑缺血发作（TIA） ②有时出现短暂的发作性肢体抖动，称为肢体抖动性 TIA 低灌注征象（站立或活动时对侧屈曲伸直样抖动，坐下躺下停止）

2. 大脑中动脉闭塞　大脑中动脉（MCA）是所有脑动脉中最粗大的一支。MCA 主干发出豆纹动脉支配基底节和内囊，当 MCA 走行至大脑外侧裂附近时，分为三条终支：较粗大的上、下干和较细小的颞前动脉（图 2-13）。上干主要供应大脑半球外

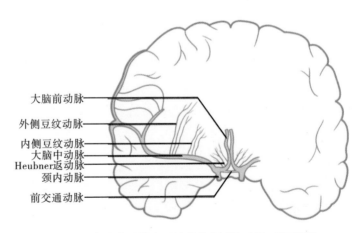

大脑前动脉
外侧豆纹动脉
内侧豆纹动脉
大脑中动脉
Heubner返动脉
颈内动脉
前交通动脉

图 2-13　大脑中动脉主干及其分支豆纹动脉（冠状面）

侧面外侧裂以上的区域，下干主要供应大脑半球外侧面外侧裂以下的区域。

亚洲人中，大脑中动脉闭塞性疾病比 ICA 病变更常见。绝大多数 MCA 闭塞为栓塞性，栓子来源于 ICA 近端的斑块、心脏或主动脉弓。MCA 上干和下干梗死导致的卒中机制不同。如果颈内动脉没有狭窄或闭塞，颈动脉系统的血流动力学有助于栓子沿着 MCA 下干行进，因此下干闭塞的原因主要是栓塞。上干闭塞主要与同侧严重的动脉病变有关，如 ICA 或 MCA 狭窄、闭塞，或 MCA 上干开口部血栓形成。

相比 ICA 疾病，MCA 病变的病程进展较缓慢，症状波动或逐渐加重。虽然 MCA 闭塞患者也有 TIA 出现，但发作频率较低，而且持续时间较短。由于在颅内 MCA 是在发出眼动脉之后，因此不会出现一过性黑蒙。表 2-5 显示了 MCA 梗死的模式以及相关的解剖和临床症状。图 2-14 所示为 MCA 主干及上下干、深部穿支动脉闭塞后的磁共振图像。

表 2-5　大脑中动脉（MCA）梗死的模式及相关解剖和临床表现

闭塞动脉	梗死形态（表面观）	梗死形态（冠状位）	临床表现
大脑前动脉　MCA上干　豆纹动脉　内侧 外侧　颈内动脉　MCA下干　MCA 主干完全闭塞	MCA 供血区完全梗死		如果没有有效的侧支循环，会出现供血区大面积梗死，发生脑水肿甚至脑疝。出现三偏：病灶对侧中枢性面舌瘫和偏瘫、偏身感觉障碍和偏盲；眼向病灶侧凝视；完全性失语（优势侧损伤）；空间忽视（非优势侧）

续　表

闭塞动脉	梗死形态（表面观）	梗死形态（冠状位）	临床表现
深穿支闭塞	基底节和内囊梗死		病灶对侧偏瘫，轻偏身感觉障碍，经皮质运动或感觉性失语（优势侧损伤）
旁外侧裂闭塞	外侧裂顶端梗死		病灶对侧面部和上肢运动及感觉障碍；传导性失语，失用及古茨曼综合征（优势侧损伤），结构性失用（非优势侧损伤）
皮质支：上干闭塞	外侧裂上部梗死		病灶对侧偏瘫及感觉障碍（面、手及上肢重于下肢），凝视麻痹，运动性失语（优势侧损伤），对侧空间忽视（非优势侧损伤）
皮质支：下干闭塞	外侧裂下部和后部梗死		无偏瘫，常会有病灶对侧视野缺损（偏盲或上1/4象限盲）；感觉性失语（优势侧损伤）；结构性失用（非优势侧损伤）

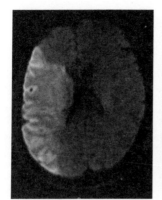
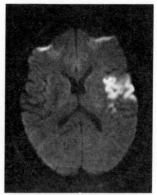

A　DWI可见MCA主干闭塞
导致的大面积脑梗死

B　DWI可见MCA上干闭塞
导致的脑梗死

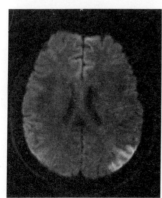
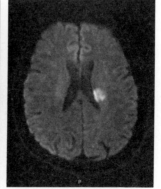

C　DWI可见MCA下干部分
闭塞导致的脑梗死

D　DWI可见MCA供血区深部
梗死：基底节梗死

图 2-14　大脑中动脉不同部位闭塞后的脑梗死影像

注：DWI：磁共振扩散加权成像

3. 大脑前动脉闭塞　　大脑前动脉（ACA）进入大脑纵裂，沿胼胝体沟向后行，供应额叶内侧。ACA 皮质支供应大脑半球内侧面前 3/4、额顶叶背侧面上 1/4 皮质及皮质下白质；深穿支供应内囊前肢、部分膝部，尾状核及豆状核前部。

（1）ACA 皮质支闭塞：皮质支闭塞后引起下肢运动、感觉障碍，上肢和面部较轻（图 2-15）。下肢瘫痪以远端明显，有些患者仅表现为足的单瘫。下肢感觉损害最常受累的是辨别觉和本体觉。如果病变累及额叶内侧、额上回、扣带回和胼胝体前部，可引起病灶对侧强握反射。如果一侧 ACA 供应两侧半球，可发生两侧额叶梗死，典型症状有淡漠、尿失禁。

ACA 闭塞的发病机制多为动脉源性栓塞，栓子起源于颈内动脉近端，若为动脉粥样硬化，则常伴有颅内外多发动脉粥样硬化狭窄。

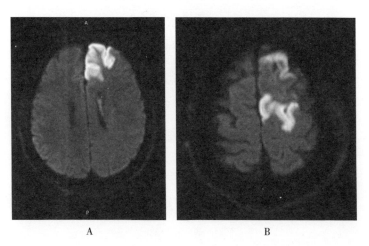

A　　　　　　　　　　B

图 2-15　DWI 可见大脑前动脉皮质分支闭塞导致的额叶梗死

（2）ACA 深穿支闭塞——尾状核梗死：尾状核头部是由 ACA 的主要分支 Heubner 返动脉供血，此动脉受累，会导致尾状核头部、内囊前肢及壳核前部梗死（图 2-16），临床出现以对侧面舌瘫、肩瘫为主的轻偏瘫症状，也会出现运动障碍，主要表现为对侧肢体舞蹈样动作；尾状核外侧的大部分是由 MCA 外侧豆纹动脉穿支供血，这些穿支受累会导致包括尾状核在内的纹状体-内囊梗死，临床表现见相应大脑中动脉梗死部分。

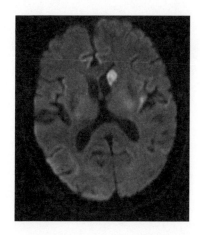

图 2-16　DWI 可见 Heubner 返动脉闭塞导致的尾状核梗死

4. 脉络膜前动脉闭塞　脉络膜前动脉（AchA）起自颈内动脉，位于后交通动脉和大脑前、中动脉起始部之间，向后外侧走行，第一个弯曲称池段，是进入脉络裂前的一部分；第二弯曲称为丛段，是进入脑室的部分。AchA 通常供应视束、外侧膝状体、内囊后肢、苍白球大部、视辐射起始部和颞叶内侧。

AchA 梗死（图 2-17）最常见的表现类型是腔隙综合征，可表现为纯运动性卒中、纯感觉性卒中等。最常见的症状是轻偏瘫，其他可不明显；经典的脉络膜前动脉闭塞综合征包括：面部、上下肢轻偏瘫；明显的偏身感觉障碍，通常为暂时性；同向性偏盲（视辐射）。但是此三偏征并非此动脉区域损害的特征。无忽视、失语等皮层功能异常。

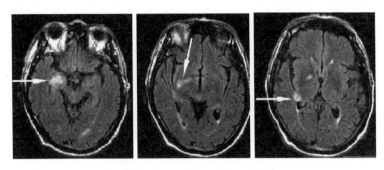

图 2-17　右脉络膜前动脉闭塞导致的脑梗死

（二）后循环病变

后循环血液供应大脑半球后 2/5（枕叶、颞叶内侧）、全部脑干、小脑、后部丘脑及内囊后肢后 1/3（图 2-18）。两侧椎动脉支配延髓，合并形成基底动脉，发出深穿支供应脑桥，然后在脑底部与 Willis 环汇合，发出大脑后动脉。

后循环缺血的典型临床症状：眩晕、头痛、呕吐、视力障碍、共济失调、肢体无力或麻木。临床体征：两侧或者交叉性运动或感觉异常、共济失调、意识水平下降、眼球运动障碍和颅神经麻痹。

1. 脑干缺血综合征　脑干不仅含有大部分的脑神经核（除了嗅神经和视神经），全身感觉、运动传导束皆通过脑干，呼吸循环中枢亦位于此，脑干网状结构则是参与维持意识清醒的重要结构。脑干损伤后，除了局部脑神经受损表现外，意识障碍、运动感觉障碍表现往往较重，而且还可有呼吸循环功能衰竭，危及生命。

供应脑干的主要后循环动脉见图 2-18。

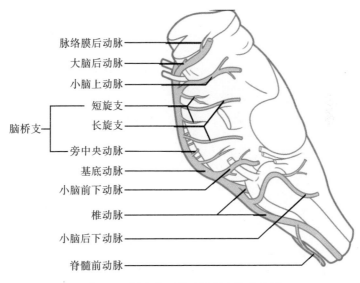

图 2-18 供应脑干的动脉穿支及其走行

注：椎动脉发出脊髓前/后动脉、延髓动脉、小脑后下动脉；基底动脉发出小脑前下动脉、脑桥支、内听动脉、小脑上动脉、小脑后下动脉

（1）延髓：延髓的血液供应主要来自大血管的终末支及穿支动脉（图 2-19），包括椎动脉、基底动脉、脊髓前动脉、小脑前下动脉和小脑后下动脉。

延髓背外侧梗死（图 2-20A）：最常见的原因是椎动脉颅内段闭塞。年轻患者如果合并严重的头痛或颈痛，应考虑可能存在椎动脉夹层。临床表现取决于延髓背外侧损伤范围，主要包括如下表现：

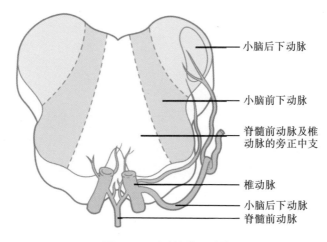

图 2-19　延髓的供血动脉

1）眩晕或同侧共济失调（前庭核受损）；

2）眼球震颤（前庭核受损）；

3）牵拉感或向一侧倾斜感（小脑下脚受损）；

4）同侧面部感觉异常（三叉神经核受损）；

5）对侧肢体或躯干痛温觉减退（脊髓丘脑束）；

6）同侧 Horner 征（交感神经受损）：瞳孔缩小；眼睑下垂及眼裂缩小；眼球内陷；患侧额部无汗；

7）自主神经症状（交感神经受损）；

8）同侧口咽部肌肉瘫痪（疑核受损）：构音障碍、声音嘶哑及吞咽困难。

延髓内侧梗死（图 2-20B）：多由于椎动脉深穿支或脊髓前动脉的粥样硬化性闭塞，动脉夹层、栓塞较少见。常表现为对侧轻偏瘫（皮质脊髓束受累），以及深感觉如本体觉障碍（后索受累）。同侧舌肌瘫痪虽然易于定位，但不常出现。

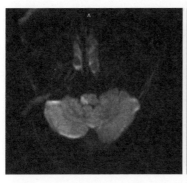
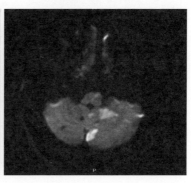

A B

图 2-20　DWI 可见延髓背外侧梗死（A）和延髓内侧梗死（B）

（2）脑桥：脑桥是由基底动脉发出的 3 组动脉提供的血液供应。①旁正中动脉：发自基底动脉背侧面，供应脑桥基底部的内侧和背盖腹侧部的大部分。旁正中支闭塞见图 2-21。②短旋支供应脑桥的外侧五分之三。③长旋支供应背盖外侧和顶盖。

基底动脉病变引起脑桥综合征，最常见的症状有眩晕、复视、视物模糊、共济失调和意识障碍，其他常见症状有构音障碍、情感障碍（强哭、强笑）、偏瘫或四肢瘫、展神经麻痹（眼球运动异常）、瞳孔异常、周围或中枢性面瘫、交叉性感觉障碍、反射亢进、双侧病理征。

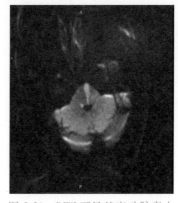

图 2-21　DWI 可见基底动脉旁中央支闭塞

基底动脉闭塞一般是致命的，但有些基底动脉闭塞患者可以没有或仅有轻微的神经缺损，这与侧支循环建立的情况有关。当两侧脑桥基底部严重梗死时，可出现闭锁综合征：患者意识清醒，全身随意肌（除眼睛）瘫痪，不能活动，不能说话，眼球水平侧视功能受限，可上下运动，常被误认为昏迷。

（3）中脑：供应中脑的动脉都是终末动脉，主要有基底动脉分支、大脑后动脉分支和丘脑动脉。中脑梗死（图 2-22）以栓塞多见，可产生意识、认知障碍，眼球运动异常、肢体运动功能异常等症状。

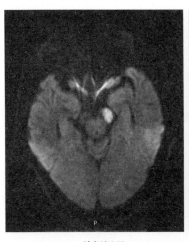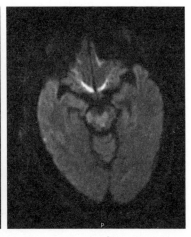

A　单侧梗死　　　　　　　　　B　双侧梗死

图 2-22　DWI 可见中脑梗死

当基底动脉分支闭塞时，可导致如下表现：①中脑背侧闭塞：核上性向上凝视麻痹，瞳孔对光反射消失，眼球震颤；②中脑腹侧闭塞：意识水平下降，双眼向下凝视麻痹。

当主要由大脑后动脉分支闭塞引起时，受损部位不同可表现不同的综合征，如 Weber 综合征：中脑第Ⅲ对颅神经和大脑脚受累，导致同侧动眼神经麻痹、对侧轻偏瘫。红核受累可出现震颤。

（4）基底动脉尖综合征：基底动脉远端分叉处（基底动脉尖）分出两对动脉，大脑后动脉和小脑上动脉，供血区域包括中脑、丘脑、小脑上部、颞叶内侧和枕叶。基底动脉尖端闭塞主要是由于栓塞，引起中脑上部和丘脑梗死，基底动脉尖综合征临床表现为：眼球运动障碍（垂直凝视麻痹），瞳孔异常（瞳孔缩小，对光反射减弱），觉醒和行为障碍，记忆力丧失，对侧偏盲或皮质盲，少数患者出现大脑脚幻觉。

2. 大脑后动脉综合征 大脑后动脉（PCA）是基底动脉的终支，包括：皮质支（颞下动脉、矩状动脉、顶枕动脉）、深穿支（丘脑穿通动脉、丘脑膝状体动脉、中脑支）、后脉络膜动脉。PCA 闭塞（图 2-23）以栓塞为主，皮质支因侧支循环丰富

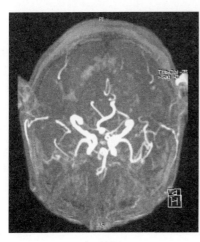
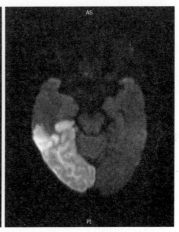

A　MRA　　　　　　　　B　DWI

图 2-23　大脑后动脉闭塞

注：MRA：磁共振血管成像；DMI：磁共振弥散加权成像

很少出现症状，最常见的临床表现为对侧偏盲（累及视束、外侧膝状体），其他症状根据受累部位不同而有所差异。PCA 主要深穿支闭塞详见丘脑综合征部分。

（1）左侧 PCA 闭塞：失读不伴失写，命名性失语和经皮质感觉性失语，古茨曼综合征（左右失认，手指失认，失写症，失算症，结构性失用症，是优势侧角回损害），视觉失认症（枕叶）。

（2）右侧 PCA 闭塞：面孔失认症，视野忽视，空间定向力障碍。

（3）双侧 PCA 闭塞：皮质盲（不能看清楚或正确辨认物体，但有正常的视盘反应，即安东综合征），健忘，易激惹性谵妄。

3. 丘脑综合征　丘脑血液供应主要分 4 个血管区，供应不同丘脑核群，包括：①丘脑结节动脉；②丘脑下外侧动脉（丘脑膝状体动脉）；③丘脑旁正中动脉；④脉络膜后动脉。不同动脉闭塞时，导致不同类型的丘脑综合征（表 2-6）。

表 2-6　不同类型的丘脑综合征

丘脑综合征类型	相应动脉闭塞所致的脑梗死分布	动脉走行及支配区域	临床表现
丘脑结节动脉梗死综合征		丘脑结节动脉是后交通动脉穿支动脉的一部分。供应丘脑的前内侧区和前外侧区	典型临床表现是神经心理障碍。患者出现意志力丧失、淡漠、懒散等。临床特点主要是近记忆障碍，学习新知识的能力下降，短暂性失定向，言语及视觉记忆障碍，但复述能力保留。左侧丘脑前部梗死时症状更明显。右侧丘脑结节动脉损伤还可以产生半侧空间忽略、视觉空间处理能力降低，导致全面认知障碍

续 表

丘脑综合征类型	相应动脉闭塞所致的脑梗死分布	动脉走行及支配区域	临床表现
丘脑穿通动脉综合征	梗死	丘脑穿通动脉多起自大脑后动脉 P1 段，供应丘脑后内侧	丘脑穿通动脉闭塞的主要病因是栓塞。临床特征：急性意识障碍，认知功能和行为异常，以及眼球垂直运动异常。病变累及红核时可产生红核丘脑综合征：患侧小脑性共济失调、意向性震颤、舞蹈样不自主运动，对侧感觉障碍
丘脑膝状体动脉梗死综合征	梗死	丘脑膝状体动脉起自大脑后动脉 P2 段，供应丘脑腹外侧	此动脉闭塞后常见 3 种临床综合征：纯感觉性卒中；感觉运动性卒中；丘脑综合征：对侧深、浅感觉障碍、轻偏瘫、共济失调和舞蹈-手足徐动症等。感觉障碍合并共济失调性轻偏瘫强烈提示丘脑损伤
脉络膜后动脉梗死综合征	梗死	脉络膜后动脉起自大脑后动脉 P2 段，供应丘脑枕、丘脑后部、外侧膝状体、丘脑前核	由于病变累及外侧膝状体，患者典型临床表现是视野缺损，可以是同向象限盲或扇形失明；还可表现为经皮质失语、记忆障碍、眼动障碍、偏身感觉障碍、空间忽略、复合运动过度综合征等

4. 小脑综合征 小脑的供血动脉主要包括小脑上动脉、小脑前下动脉、小脑后下动脉（图 2-24）。

（1）小脑上动脉（SCA）闭塞（图 2-25）：病因多为栓塞，栓子源于椎动脉、主动脉弓脱落的易损斑块。特点是经常只有小脑受累，极少累及支配区的脑干。临床表现以前庭、小脑体征

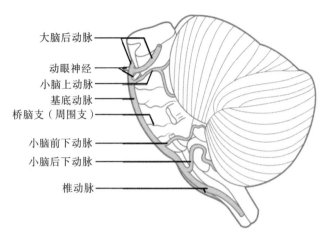

大脑后动脉
动眼神经
小脑上动脉
基底动脉
桥脑支（周围支）
小脑前下动脉
小脑后下动脉
椎动脉

图 2-24　小脑主要供血动脉

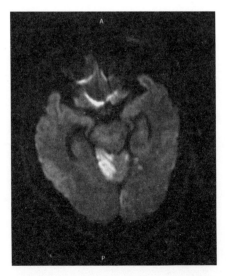

图 2-25　小脑上动脉闭塞导致的梗死

最突出，表现为头晕、呕吐、同侧共济失调、眼震和脑干体征。一般预后良好。

（2）小脑前下动脉（AICA）闭塞（图2-26）：粥样硬化性基底动脉或椎动脉闭塞是最主要的原因。偶有心源性栓塞。主要累及桥臂及小脑，其中小脑中脚是梗死核心。由于此动脉发出内听动脉供应内耳，所以闭塞时常有内耳症状：发作性耳鸣，听力下降，眩晕。当小脑后下动脉发育不全时，小脑前下动脉支配区可包含整个小脑前下部。临床表现为眩晕、呕吐、耳鸣、同侧颅神经（V、Ⅶ、Ⅷ：三叉神经、面神经、前庭蜗神经）损害、病变同侧共济失调，周围性面瘫、面部痛觉减退、Horner征、向病灶侧同向凝视麻痹、对侧肢体痛温度觉减退等，其中前庭蜗神经受累是其特征性表现。

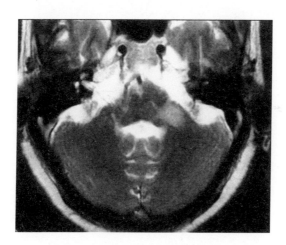

图 2-26　小脑前下动脉闭塞导致的梗死

（3）小脑后下动脉（PICA）闭塞（图2-27）：PICA闭塞导致的小脑梗死最常见。多由于椎动脉颅内段或PICA开口部

粥样硬化性闭塞和心源性栓塞。PICA 闭塞时，可引起眩晕
（类似前庭周围性眩晕），偏向一侧或是向病灶侧倾倒，患侧
肢体共济失调，头痛、呕吐。由于 PICA 参与延髓外侧的血液
供应，所以 PCIA 闭塞可发生延髓背外侧综合征。PICA 区梗死
如合并 AICA 或 SCA 梗死，则临床表现非常严重，经常意识障
碍、四肢瘫痪。

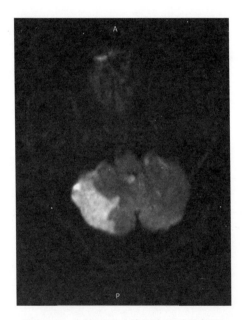

图 2-27　小脑后下动脉闭塞导致的梗死

（三）脑小血管病：穿支和分支动脉闭塞

1. 概述　脑小血管指大脑小的穿支动脉和小动脉、毛细血
管及小静脉，它们构成了脑组织血供的基本单位，对维持脑功

能起着重要作用。脑小血管病泛指上述小血管病变导致的临床、认知、影像学及病理表现的综合征（表2-7）。

脑小血管病主要以卒中（深部小梗死、脑出血）、认知和情感障碍及机体功能下降为突出的临床表现，神经功能缺损常呈波动性或阶梯式进展，并在数天至数周内恶化。急性恶化时，常表现为以下四种腔隙综合征（表2-8），临床以运动或感觉异常为主要症状。

影像学上突出表现为腔隙性梗死、腔隙、脑白质病变（胶质细胞增生）、血管周围间隙扩大及脑微出血等。腔隙性梗死最常见的部位是在豆状核（壳核和苍白球）、内囊，其次是丘脑、脑桥、尾状核和放射冠等。当出现广泛腔隙性梗死时，脑深部会产生干酪样表现，通常称为腔隙状态。在大脑或小脑皮质很少出现。腔隙性梗死、白质异常和脑萎缩几乎总同时出现，与广泛的穿支小动脉异常有关，这些症状同时出现时，应该考虑存在慢性脑小血管病变。

2. 发病机制 脑小动脉闭塞最常见的两种发病机制：一种是穿支动脉口被主干血管的粥样硬化斑块堵塞，粥样斑块向穿支动脉内延伸；另一种是小血管本身脂肪透明样变性。发生腔梗的患者经常伴有高血压、糖尿病等危险因素。尽管小粥样斑块和脂肪透明样变性这两种机制通过病理检查可以区分，但这两种发病机制所致的腔梗临床预后和治疗都很相似，所以区分这两者实际意义很小。

表 2-7 小血管病的常见血管分布情况

小动脉	来源的大动脉	小动脉病变损伤区域
豆纹动脉	大脑中动脉主干	内囊
丘脑膝状体动脉	大脑后动脉	丘脑

续 表

小动脉	来源的大动脉	小动脉病变损伤区域
脉络膜前动脉	颈内动脉	放射冠，内囊，外侧膝状体
深穿支动脉	基底动脉	脑桥，中脑

表 2-8　脑深部穿支动脉闭塞后表现为四种腔隙综合征

腔隙综合征类型	临床表现	损伤定位
纯运动性轻偏瘫	对侧偏瘫（面及上下肢），无感觉、认知功能或视觉异常	从冠状束到延髓的皮质脊髓束任一部位损伤都可引起，最常见于内囊或脑桥
纯感觉性卒中	对侧感觉缺失或异常（面及上下肢），无运动、认知功能或视觉异常	丘脑腹外侧区（多见），脑桥外侧被盖区（少见）
共济失调性轻偏瘫	对侧轻瘫痪和显著共济失调，无感觉、视觉和认知功能异常	皮质脊髓束和脑桥小脑束并行的任何部位损伤都可引起（典型的见于脑桥或内囊后肢）
感觉运动综合征	在纯感觉性卒中（通常下肢较上肢多见）基础上伴中等度偏瘫	丘脑外侧梗死（丘脑膝状体动脉闭塞），常累及邻近内囊
构音障碍—手笨拙综合征	言语含糊，吞咽困难，对侧面舌瘫、手臂无力及手笨拙	脑桥（脑桥基底背侧附近）

（四）分水岭区综合征

分水岭梗死主要是指脑内大血管供血区边缘带或基底节区深穿小动脉供血区边缘带，偶见于小脑两条动脉供血区之间的脑组织和脊髓前、后动脉与根动脉供血区之间的边缘带。

分水岭梗死的发病机制主要是由于脑灌注降低时栓子清除能力下降，从而发生交界区脑梗死。具体临床表现及相关解剖位置见表2-9，神经功能缺损的症状或体征整体上相对较轻，多数患者表现为"腔隙综合征"，少数严重的病例可呈"进展型卒中"，甚至进展为死亡。

表 2-9 分水岭梗死的分型、解剖位置及临床表现

类型	受累血管交界区	梗死位置及形态	临床表现
皮层分水岭梗死	前型：大脑前动脉~大脑中动脉交界区	在额中回；呈尖部向内的楔形	以上肢为主的对侧轻偏瘫（手脚不受累）、偏身痛觉减退、认知障碍，左侧损伤可有经皮质运动性失语
	后型：大脑中动脉~大脑后动脉交界区	病灶位于顶/枕/颞交界区	偏盲或下象限盲，皮质型感觉障碍，无偏瘫或较轻，左侧损伤可有经皮质感觉性失语
皮层下分水岭梗死/内交界区分水岭梗死	大脑前/中/后动脉皮质支与深穿支交界区；大脑前动脉回返支（Heubner动脉）与大脑中动脉深穿支豆纹动脉交界区	病灶位于侧脑室体部外上方深部白质/壳核/尾状核等；呈点状、串珠样、条索状	轻偏瘫、认知障碍，左侧损伤可有语言障碍

三、缺血性卒中急性期诊治流程

（一）缺血性卒中的分层诊断和分层治疗

不同缺血性卒中患者，发病机制千差万别，因此治疗不能千篇一律，这就是临床强调的缺血性脑血管病的分层诊断和处理。

1. 急性缺血性卒中的不同发病机制及诊断要点（表2-10）

表2-10　急性缺血性卒中的不同发病机制特征及诊断要点

亚型	动脉粥样硬化性大血管闭塞		心源性脑栓塞	腔隙性脑梗死	其他
发病来源、部位	动脉粥样硬化（包括颈内动脉、大脑中动脉、椎基底动脉）		来源于心脏、主动脉的栓子；不符合动脉供血分布区的多发栓子；原因不明栓子	粥样硬化斑块、透明脂质样变等（脑底大动脉的深穿支动脉）	来源、部位不定
机制	脑血流降低、脑灌注不足	动脉-动脉源性栓塞	栓塞	原位闭塞	动脉夹层、复杂偏头痛、脑静脉血栓、烟雾病、遗传性、免疫性、感染性、线粒体脑肌病、药物和毒物、创伤等

亚型	动脉粥样硬化性大血管闭塞		心源性脑栓塞	腔隙性脑梗死	其他
诊断要点	临床表现为大动脉闭塞综合征；脑影像学提示大血管供血区梗死		表现为脑栓塞综合征；影像学符合栓塞性（如多发、不符合血管分布或大面积等）	表现为腔隙性脑梗死综合征；影像学符合小血管闭塞特点；无同侧近端脑血管狭窄或闭塞证据；小血管闭塞性疾病的危险因素	临床表现或影像学不能解释前三种病因，提示有其他病因亚型
	刻板样TIA发作；分水岭梗死；血流动力学证据如严重靶血管狭窄、血压阈值下降相关的临床表现	频繁发作的多形式TIA；一过性单眼黑蒙；多发的皮层或皮层下梗死；无血流动力学相关临床表现			

2. 不同发病机制缺血性卒中的分层处理原则　在临床上，虽然都是动脉闭塞，但不同的病理生理机制所形成的影像学形态不同，要把血管影像学和脑结构影像学结合起来分析明确诊断，决定下一步的治疗（表2-11）。

表 2-11 不同发病机制的脑梗死分层处理原则

分期	亚型	进一步辅助检查与评价	预防急性期卒中事件复发与进展
急性期	大血管闭塞	鉴别血流动力学低灌注与动脉-动脉源性栓塞型梗死，包括 TCD 和其他血管影像学检查，部分病例需要灌注成像（MR、CT、PET 或 SPECT）；考虑快速血脂、脂蛋白、维生素 B_{12} 水平、叶酸及同型半胱氨酸检查；考虑心脏负荷试验；影像学提示全脑低灌注损伤证据（如双侧分水岭梗死或低氧性脑病），考虑是否存在心肌缺血或心律失常；评估处于可挽救脑组织的大小及可挽救程度，权衡利弊决策下一步干预策略；CEA 手术、支架成形术前或全身麻醉术前心脏风险评估	无抗凝禁忌者（如大面积脑栓塞、出血转化、感染性心内膜炎等），尤其是进展性卒中或病情不稳定者，考虑使用低分子肝素或普通肝素；对于低灌注可能随 CBF 升高而病情改善者，可考虑适当升压治疗；大面积脑梗死者，避免持续血压升高；对于高度 ICA 狭窄的 TIA 或小卒中患者考虑颅外颈动脉支架成形术和内膜剥脱术；对于最佳药物治疗失败的颅内颈内动脉和基底动脉患者，考虑颅内动脉支架成形术；考虑神经保护治疗
	心源性脑栓塞	考虑 TTE 或 TEE；TEE 可排除主动脉弓粥样硬化、二尖瓣赘生物；获得最佳左心房和左心耳图像；PFO（卵圆孔未闭）/ASD（房间隔缺损）关闭术前检查；高凝状态实验检查；动态心电监护；高度怀疑感染性心内膜炎，避免使用肝素；除外心肌梗死；发现 PFO 证据者，行骨盆 MRV（磁共振静脉成像）排除静脉血栓	早期应用华法林或阿司匹林；无抗凝禁忌者，尤其是进展性卒中或病情不稳定者，考虑使用低分子肝素或未分类肝素；对于低灌注可能随 CBF 升高而病情改善者，可考虑适当升压治疗；大面积脑梗死者，避免持续血压升高；小脑栓塞有压迫脑干或造成脑积水者，考虑神经外科会诊；考虑神经保护治疗
	腔隙性脑梗死	考虑快速血脂、脂蛋白、维生素 B_{12} 水平、叶酸及同型半胱氨酸检查；如果梗死系大动脉粥样硬化斑块阻塞深穿支引发，参照大动脉型处理	考虑抗血小板治疗；病情波动者，考虑静脉肝素治疗；考虑神经保护治疗

续 表

分期	亚型	内科治疗	功能评估与急性期康复
亚急性期	大血管闭塞 心源性脑栓塞 腔隙性脑梗死	①避免急性降压 ②避免高热、低血糖、高血糖 ③出现气道问题、严重高血压、急性心梗、脑水肿、脑积水、主要脏器衰竭等，考虑转至重症监护室 ④非优势半球顽固性脑水肿、脑疝征象者考虑去骨瓣减压术 ⑤评估并管理 　下肢深静脉血栓（DVT） 　吞咽困难 　排尿能力及泌尿系感染 　误吸及鼻饲营养 　胃肠及尿道出血 　心肺功能、气管切开指征	评估日常生活能力及活动的安全性； 尿便失禁； 肢体痉挛与强直； 运动锻炼的耐受度； 认知功能

分期	亚型	出院计划	长期二级预防
恢复期	大血管闭塞 心源性脑栓塞 腔隙性脑梗死	与患者及家属讨论 　治疗与预后 　危险因素与管理策略 制订康复计划 　短期、长期护理需求 　家庭护理及康复病房或门诊	患者及家属健康教育 　卒中诊断与预警症状识别 　理解与降低卒中危险因素 危险因素控制 　心源性：关闭 PFO 　大血管源性：考虑 CEA／支架成形术治疗计划 　血压/血脂/血糖异常管理、戒烟、合理饮食等 　持续抗血小板与抗凝治疗 门诊长期随访

（二）缺血性卒中诊治流程图

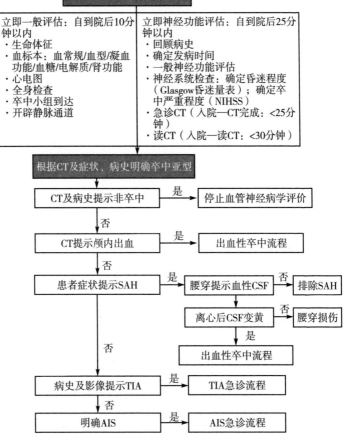

图 2-28　可疑卒中患者急诊初筛与处理流程

注：NIHSS：美国国立卫生研究院卒中量表；CSF：脑脊液；SAH：蛛网膜下腔出血；TIA：短暂性脑缺血发作；AIS：急性缺血性卒中

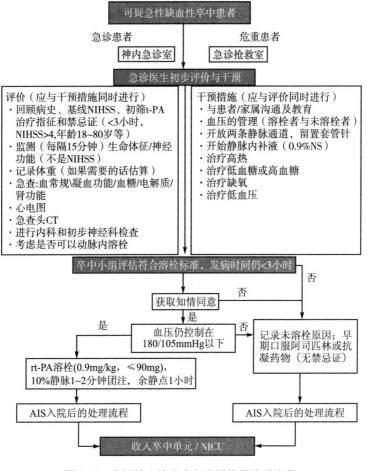

图 2-29　急性缺血性卒中急诊评价及处理流程

注：rt-PA，重组组织型纤溶酶原激活剂；NS，生理盐水；AIS，急性缺血性卒中；NICU，神经重症监护室

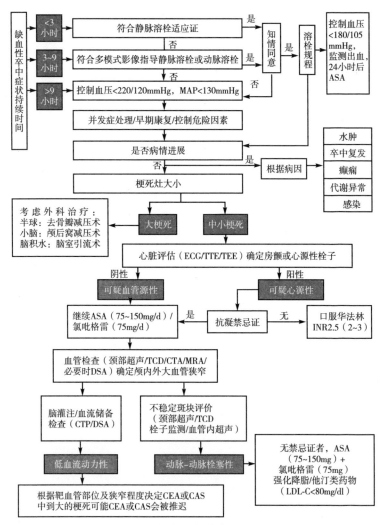

图 2-30　急性缺血性卒中的处理流程

注：ASA：阿司匹林；MAP：平均动脉压；CEA：颈动脉内膜剥脱术；CAS：颈动脉支架术；ECG：心电图；TTE：经胸心脏超声；TEE：经食管心脏超声；CTA：CT 血管成像；CTP：CT 灌注成像；MRA：磁共振血管成像；DSA：数字减影血管造影

（三）缺血性卒中急诊评价与一般处理

1. 急诊医生初步评价

（1）了解重要病史，应特别关注：①卒中发生的确切时间（最后看起来正常的时间），它决定了治疗策略的选择及随后的病情评价步骤；②服药史（特别是抗凝治疗）；③静脉溶栓主要排除标准相关的疾病。

（2）评价基线 NIHSS　根据 NIHSS 评分评估卒中患者神经功能缺损程度，筛选溶栓病例，评价病情变化。

（3）监测生命体征和神经功能，应注意：①不要处理增高的血压值，除非血压值异常增高怀疑有脑出血或主动脉夹层；②明显的低血压应治疗；③如果存在发热，治疗发热；④监测神经功能，定期评估 NIHSS 评分。

（4）记录体重。

（5）急查指端末梢血糖值（如果未列为常规检查项目）。

（6）常规送检如下实验室检查项目：①全血细胞计数；②电解质、肾功能（含 BUN 和 CR）以及血糖；③凝血功能检查（包含 PT、PTT 和 INR）；④心肌酶：肌酸激酶（CK）及其同工酶（CK-MB）和肌钙蛋白。

（7）行 12 导联心电图检测。

（8）行初步神经科检查，最初的体格检查着重于以下几点：①意识水平；②神经功能缺损的严重程度和形式；③心脏和颈动脉听诊；④眼底检查。

2. 卒中小组急诊诊断与评价

（1）对卒中样症状的患者进行急诊血管神经病学评价应分成三个阶段：①卒中的诊断与鉴别诊断（表 2-12）；②明确卒中类型和最可能的发病机制；③决定最佳的治疗策略。

表 2-12　与卒中症状类似的常见病症

①复杂性偏头痛
②颅脑损伤
③硬膜下血肿
④脑炎
⑤高血压脑病：头痛、谵妄、痫性发作、血压显著升高等
⑥癫痫发作：虽然典型的癫痫发作包括"释放症状"（肢体抽搐）而不是"缺失症状"（肢体无力或瘫痪），但是在癫痫发作期间或发作后期，其症状和体征可能与卒中相似（例如，复杂部分性癫痫发作期间的精神错乱或语言障碍，癫痫发作后精神错乱，癫痫发作后瘫痪，以及其他感觉或视觉症状）
⑦晕厥
⑧周围神经病：单一神经病和神经根可以通过症状的解剖分布与卒中鉴别，而神经根病还可以通过相关的疼痛症状，贝尔（Bell）麻痹、前庭神经炎以及由于颅神经病变导致的眼外肌麻痹可能也会与卒中相似；这就需要完整的病史和神经系统检查以准确与卒中鉴别
⑨其他颅内占位，如肿瘤、脓肿（经常通过 CT 鉴别），发作形式和早期病程趋向于相对缓慢和渐进性
⑩功能性疾病：如焦虑症或惊恐性障碍
⑪代谢性疾病：低血糖是可以出现类似卒中神经系统症状的最常见代谢性疾病

（2）病情评价应该以平行、多步骤的方式进行，力求简捷，主要关注以下问题：①神经功能缺损是否由卒中造成？②患者是否适合卒中的早期治疗（即患者是否在治疗时间窗内）？③如果确定是卒中，是哪一类卒中（出血性还是缺血性）？④缺血性卒中的患者是否适合再灌注治疗（评估是否满足溶栓标准）？⑤出血性卒中患者是否需要外科治疗？⑥卒中的可能发病机制是什么？

（3）卒中小组的急诊辅助检查：

1）一般检查：①心血管系统检查：检查是否有心脏杂音、心律失常、双上肢血压不对称、脉搏不对称、颈部和头部血管杂音，以发现卒中的可能病因或心血管并发症。②眼底检查：如发现糖尿病或高血压所致的视网膜改变，可以帮助判断卒中

的可能病因。颅内压增高可以导致视盘水肿，这种表现可能不会在卒中后马上出现。大约有20%的出血性卒中的患者有视网膜或眼部出血，这是颅内出血和非外伤性昏迷的一条重要线索。外伤的一些表现（如耳后淤血斑，熊猫眼）或发现外周栓子可以为寻找神经功能缺损原因提供线索。

2) 常规血液及辅助检查：常规血液及辅助检查常用以决定缺血性卒中溶栓的可行性，同时排除类卒中样症状的代谢性和感染性原因，并对确定卒中的病因也具有重要作用。

胸部 X 线检查：可显示纵隔的病变，如主动脉夹层、肿瘤、肺水肿、肺炎。

血液和尿液的毒理学筛查。

高凝状态检查：若卒中病因不明确时，可进行用以筛选可致动脉或静脉血栓高凝状态的检查（表2-13）。若患者有以下情况的个人或家族史提示遗传性高凝状态，应进行这类检查：①再发的动脉或静脉血栓栓塞：青年卒中或心肌梗死、深静脉血栓、肺栓塞、自发性流产；②网状青斑；③临床症状提示系统性红斑狼疮；④血管栓塞事件的个人或家族史。

表 2-13　用于明确缺血性卒中高凝状态的凝血功能的特殊诊断性检查

①镰状细胞筛查
②血浆纤维蛋白原
③D-二聚体
④纤维蛋白降解产物
⑤抗凝血酶Ⅲ水平
⑥C 蛋白水平
⑦S 蛋白水平
⑧凝血因子 V
⑨高凝基因突变（G20210A 凝血酶原基因突变）
⑩抗磷脂抗体（抗心磷脂抗体和 LUPUS 抗凝剂）

便潜血试验。

妊娠试验：适用于所有育龄期妇女，孕妇慎用 CT 检查和静脉溶栓。

尿液分析。

血培养：如果怀疑有心内膜炎。

腰穿：适用于高度怀疑 SAH 者。

含电解质的生化检查。

颈椎 X 线：患者昏迷或怀疑外伤时。

动脉血气分析：当怀疑低氧血症时。

经胸心脏超声（TTE）及经食管心脏超声（TEE）（图 2-31）：用于筛查心脏或主动脉弓来源的栓子。TTE 通常对心脏异常的

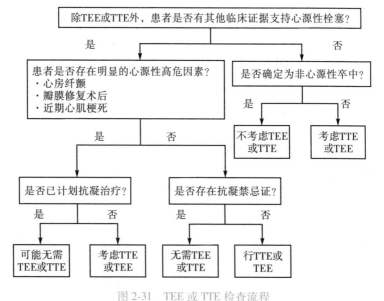

图 2-31　TEE 或 TTE 检查流程

注：TTE：经胸心脏超声；TEE：经食管心脏超声

发现率较低，而对左室异常最为敏感。当怀疑心肌梗死、左室动脉瘤或左室节段运动消失而继发的室壁栓子时应行此项检查。TEE 对心脏异常的诊断更为有效，尤其是左房异常。同时，TEE 可用于诊断主动脉近端的混合动脉粥样硬化斑块。

3）脑结构及血管影像学检查技术及策略：脑结构影像学检查（CT 或 MRI）辨认病变部位、性质和血管供应区；血管影像学检查（CTA、MRA、颈部超声、TCD 或 DSA 血管造影）确认动脉狭窄或栓塞的存在和部位；特别是新近有 TIA 发生或症状迅速缓解的患者。但是这些检查不能延误早期治疗，特别是溶栓。

多模式 CT 和多模式 MRI：多模式 CT 和多模式 MRI 策略可以用于扩大溶栓治疗的范围，尤其是那些被 CT 诊断不适合溶栓的病例，考虑采用经静脉或者经动脉溶栓。表 2-14 为推荐的不同时间点的影像学检查。图 2-32 显示急性卒中患者采用多参数 CT 模式与多参数 MRI 模式的比较。

对于新发卒中 3 小时以内尤其是有下述情况者建议可采用

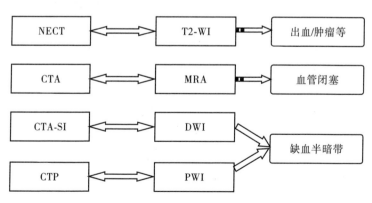

图 2-32　急性卒中患者采用多参数影像检查

多模式 MRI 检查：①对卒中的诊断有所怀疑；②既往卒中史，这次表现为原来症状的复发或者同侧症状进行性加重；③卒中发生时有癫痫样症状；④患者的主要症状与代谢紊乱有关，如血糖<2.8mmol/L（50mg/dl）或>16.8mmol/L（300mg/dl）；⑤TIA 或者症状迅速恢复。

表 2-14　急性缺血性卒中不同时间点多模式 MRI 与 CT 的诊断策略推荐

时间点	评价目的	MRI 序列	CT 序列
急性卒中（<12 小时）即刻	基线脑实质损伤、微出血、灌注、半暗带、血脑脊液屏障、血管状况等	T1、T2、弥散成像（DWI）、颅内动脉的三维时间飞跃法血管造影（3DTOFMRA）、快速梯度回波序列（GRE）、灌注成像（PWI）及 T2 衰减翻转恢复成像（FLAIR）※	普通平扫 CT，灌注 CT（CTP），CT 血管成像（CTA）以及增强 CT。其中 CTA 应包括颅内和颈部的血管
再灌注治疗后 1~6小时 再灌注治疗包括静脉溶栓、动脉溶栓、机械取栓、支架成形术、超声辅助溶栓	评估血管再通#或再灌注情况§ 评估血管再闭塞情况	磁共振原始图像（非增强的 T1）、DWI、3D TOF MRA、GRE、PWI、T2、FLAIR	普通平扫 CT，CTP 以及 CTA，如果基线时已检查患者的颈部血管，则此时 CTA 可只检查颅内血管
卒中症状发生后 24~72 小时或根据患者全身状况酌情	评估治疗方法的安全性，如出血转化及其严重程度	磁共振 GRE 序列	普通平扫 CT

时间点	评价目的	MRI 序列	CT 序列
卒中症状发生后1个月	评估最终的组织结局（梗死体积）	T1、T2、FLAIR*	普通平扫 CT

注：

※延迟的钆对比剂注射后 FLAIR 像可以评估急性灌注标记（HARM）高信号的出现情况，这可能提示早期血脑脊液屏障破坏。TOFMRA 或钆剂增强 MRA（GEMRA）对颈动脉或椎动脉的评价情况也应在基线（如果不延误治疗）或后续的时间点获得。颈部的 T1 抑脂序列可根据各中心的需要决定是否进行该项检查。

#如果为血管内治疗已知血管再通情况或有持续的 TCD 监测时，可考虑不行MRA 和 CTA 检查。

§通过对早期获得再灌注的患者进行影像学分析，有助于识别梗死核心区和缺血半暗带；而通过对治疗后血管未再通的患者进行分析，则可以协助识别影像学上的良性灌注不足和缺血半暗带。

*有研究表明 T2-FLAIR 是目前鉴别最后梗死灶的最佳模式，但其有效性还需进一步验证。

颈动脉血管超声：一般来讲，对于考虑可能实行颈动脉内膜剥脱术（CEA）或血管内支架成形术（CAS）的缺血性卒中患者，颈动脉血管超声是对患者行术前评估的初步检查。然而，该项检查的缺点是可能会高估或低估狭窄的程度。

颈部血管超声检查方案包括：应用双功能超声对颈部血管进行评价；颈部双功能超声包括：灰阶成像、彩色多普勒、脉冲多普勒。

一般要求测量的血管包括：颈总动脉（CCA）、颈内动脉（ICA）、锁骨下动脉（SubcA）、椎动脉（VA）；CCA 测量离分叉下方 2 cm 处，ICA 测量离分叉上 2 cm 处。测量的指标包括：内径（D）、收缩期峰流速（PSV）、舒张末期流速（EDV）、脉动指数（PI）、阻力指数（RI）、斑块堵塞管腔的狭窄率、斑块性质、ICA/CCA PSV 比率。根据情况选择测量的指标：内中膜厚度（IMT）、颈内动脉的弹性系数（Ep）、僵硬度（β）、顺应性（AC）、脉搏波传导速度（PWVβ）、增大指数（AI）。斑块堵塞管腔的狭窄率按照 NASCET 法（简称 N 法）进行计算。

颈内动脉狭窄程度分级：根据北美症状性颈内动脉内膜剥离术协作组（NASCET）狭窄诊断标准：<50% 为轻度狭窄，50%~69% 为中度狭窄，70%~99% 为重度狭窄，100% 为完全闭塞。根据 2002 年美国放射超声会议所定的标准见表 2-15。

表 2-15 2002 年美国放射超声会议提出的 ICA 狭窄标准

	颈内动脉狭窄 程度分级	ICA PSV （cm/s）	ICA EDV （cm/s）	PSV 比率 ICA/CCA
轻度狭窄	<50%	<125	<40	<2
中度狭窄	50%~69%	125~230	40~100	2.0~4.0
重度狭窄	70%~99%	>230	>100	>4
完全闭塞	完全闭塞	血流信号消失		

注：1. 颈动脉狭窄>50%，暂不接受颈动脉内膜剥脱术治疗者；6~12 个月应超声检查一次；狭窄<50%的高危人群，应每 1~2 年评估一次

2. CCA：颈总动脉；ICA：颈内动脉；PSV：峰值流速；EDV：舒张末期流速

经颅多普勒超声（TCD）：TCD 用于检查颅内脑底主要大动脉。对于缺血性卒中或 TIA 患者，TCD 可以发现颅内大血管异常、评估侧支循环及监测栓子等。对于新近蛛网膜下腔出血患者，可评估亚临床脑血管痉挛的发生。

3. 急诊紧急治疗方案

（1）气道管理：大约 8%~10% 的急性缺血性卒中患者需要机械通气。

1）机械通气指征：意识水平下降；气道失去完整性；低氧血症或高碳酸血症性呼吸衰竭；控制增高的颅内压；血管造影

或外科手术之前的气管插管。

表2-16 急性卒中患者的急诊紧急治疗方案

①监测生命体征，频繁监测神经系统功能状态

②患者教育及医患沟通

③保护呼吸道，必要时吸痰；可能需要气管内插管

④给予辅助通气和供氧

⑤频繁监测血压，降压不要过多过快

⑥监测心律

⑦治疗急性致命性心律失常

⑧治疗发热

⑧监测血糖水平，治疗低血糖

⑩开放静脉通道，开始静脉内补液、保持水电平衡

⑪抗惊厥药物治疗癫痫

2）气管插管：①之前应使用气囊-面罩吸氧将动脉血氧饱和度（SaO_2）保持在97%以上，静脉使用0.9%生理盐水防止低血压并监测血压。②使用依托咪酯、利多卡因、维库溴铵辅助：依托咪酯（0.2~0.3mg/kg）有短期镇静作用，而不会显著降低血压；静脉注射利多卡因（1~2mg/kg）有助于抑制咳嗽反射，从而防止颅内压过度增高；维库溴铵（0.1mg/kg）是一种非去极化神经肌肉阻滞剂，使肌肉产生30~40秒麻痹，且不会显著增加颅内压。③插管后要使用短效镇静药物（如异丙酚或咪达唑仑）使患者保持安静。

3）起始的机械通气状态：①辅助控制或12次间断同步机械通气（SIMV），潮气量（VT）为6ml/kg，吸气末正压通气（PEEP）5~10cmH$_2$O，100%氧饱和度。PEEP有助于减少残气量，增加肺顺应性，降低急性呼吸窘迫综合征风险。②氧气浓度应该尽快从100%逐渐下调。高氧血症可能增加氧自由基产生，引起脑血管收缩，导致脑血流量下降。

4）停止人工辅助呼吸的指征：①维持良好的血氧浓度［动脉氧分压（PaO$_2$）>60mmHg 且吸入氧浓度（FiO$_2$）<50%，PEEP<5cmH$_2$O］；②意识水平改善；③上呼吸道分泌物减少，且有足够的咳嗽反射；④肺活量>15mg/kg；⑤血流动力学稳定，电解质正常；⑥测定浅快呼吸指数（RSBI）：RSBI 等于呼吸频率（RR）除以潮气量（VT，单位：升）（RR/VT）。RSBI 小于105，可以拔除插管；⑦有助于拔除插管最有效的方法是进行自发呼吸试验（SBTs）。对机械通气的患者每日进行一次 SBT，即将呼吸机模式变为持续正压通气（CAPA）。一旦患者可以连续耐受 CAPA 至少 120 分钟，即可考虑拔管。

5）预防通气相关性肺炎（VAP）：①进入患者房间前后要洗手；②要有技术水平较高的护士及呼吸治疗师；③头部抬高30°~45°；④不断抽吸支气管内分泌物；⑤尽量减少不必要的通气道人为操作；⑥密切监测胃内残留物，防止胃扩张；⑦尽早拔除气管插管。

（2）血压管理：高血压是维持充足脑灌注的代偿性机制。卒中患者的脑血管自我调节功能受损，脑血流量依赖于全身的血压水平。维持脑组织足够灌注量的最小灌注压应大于 55 ~ 60mmHg，这个压力与平均颅内动脉压一致（大约为 110 ~ 130 mmHg）。因此，临床需频繁监测血压，出现持续性升高时再给予降压治疗，关键在于降压不要过多过快。显然，缺血性卒中患者低血压也应治疗，以保持稳定的颅内动脉压。必要时应用扩容药物可以增加脑血流量，减少卒中后遗症。

1）一般来讲，血压在卒中后 1 小时内可自发下降。如果需要药物治疗，首选口服药物。在卒中后 24 小时内谨慎地将血压降低 15%。多数紧急情况下给予镇静药物可以迅速降低血压。推荐使用迅速起效且短效降压药物，例如静脉滴注拉贝洛尔、乌拉地尔等。这样患者在因血压降低而导致神经功能恶化时，药物的降压作用可以很快消退。避免使用强效且半衰期长的药物，如舌下含化硝苯地平。

2）发生于缺血性卒中后 24 小时之内的高血压可以不予处理，除非收缩压大于 220mmHg，舒张压大于 120mmHg，或者平均动脉压大于 130mmHg。此外，缺血性卒中还有两种情况应积极降压：①使用 rt-PA 时，血压应该降低，保持在 185/110mmHg 以下。②出现急性心肌梗死、动脉夹层、心力衰竭，血压升高引起肾脏供血不足、高血压脑病及梗死后出血转化等。

3）急性脑出血患者的血压通常很高，甚至可以升高到可以诊断高血压脑病的水平。但是临床高血压脑病相对少见，需要排除脑血管事件以后才可以诊断。严重的高血压会加重颅内出血，所以与缺血性卒中患者相比，要积极处理脑出血患者升高的血压。

（3）溶栓患者开放两条静脉通道：目的是给 tPA 留一条专用通道。

（4）静脉内补液、保持水电平衡：应该给予等渗晶体液 0.9% 生理盐水 75～125ml/h 或 2～3L/d 治疗，避免脱水。伴随血液浓缩的脱水可能增加血栓形成和心源性卒中再发栓塞的危险。由于低渗液体（如 0.45% 盐水）会促进脑水肿，避免使用。栓塞性和颈动脉性卒中患者避免血容量减少。出血性卒中或大面积梗死的患者避免血容量过高。

（5）治疗高热：高热与不良临床预后显著相关，体温每增加 1℃，死亡率就增加 2.2 倍。将 37.5℃ 作为开始治疗的阈值。开始用对乙酰氨基酚 650mg，每 4～6 小时一次。如果体温持续较高，就开始使用外部物理降温。

对发热最初的诊断常规包括胸片、痰培养、尿液常规及培养、血培养。发热伴有不能解释的意识水平下降，应行腰椎穿刺。

必须仔细寻找引起发热的原因。引起发热的潜在原因包括：吸入性肺炎及其他呼吸系统感染、泌尿系统感染或各种管道感染、病毒感染、心内膜炎、DVT 或肺栓塞、药物源性发热（如苯妥英及 β 内酰胺酶抗生素，引起皮疹或嗜酸性粒细胞增多）、输血反应、腹膜后出血、中枢性发热等。

（6）血糖管理：急性卒中时的血糖升高一方面与患者的非空腹状态有关，另一方面与应激反应引起的糖代谢功能受损有关。与正常血糖相比，卒中后最初 24 小时内持续高血糖（>140 mg/dl 即 7.8mmol/L）与不良结局明显相关。因此在急性缺血性卒中患者中应积极治疗高血糖，使血糖水平处于 7.78~10.00 mmol/L 范围内，同时密切监测避免低血糖。具体治疗措施见"缺血性卒中急性期常规治疗及并发症防治"章节。

避免可能诱发高血糖的任何制剂或因素：①使用的静脉内溶液要无葡萄糖（建议使用生理盐水）。②避免应用皮质激素，甚至对那些脑水肿的患者，不仅无益还可能有害。对由于并发症而维持皮质激素治疗的患者需要单独建议，临床医师谨慎决定。

（7）心脏并发症：①所有可能的卒中患者初期监测均应包括心脏监测，以发现心律异常。②无症状性心肌梗死是栓塞的潜在原因，缺血性卒中可以是心肌损伤的一种临床表现。急性心肌损伤和继发性心律失常是造成大面积脑梗死患者突然死亡的潜在原因。

（8）癫痫：识别和控制卒中后早期癫痫（具体见"缺血性卒中急性期常规治疗及并发症防治"），不推荐预防性应用抗癫痫药物。

四、缺血性卒中急性期静脉溶栓治疗

溶栓药物（纤溶酶原激活物）将纤溶酶原转化为纤溶酶，纤溶酶将纤维蛋白原和血栓中的纤维蛋白交联网分解，从而使血栓溶解。静脉应用 rt-PA 溶栓是目前国内外指南推荐治疗急性缺血性卒中的有效治疗措施，但是静脉溶栓有一定的出血风险：100 例使用该药物的患者，约有 6 例可能引起症状性脑出血，虽引起出血但并未增加死亡率。

以下几种情况可能增加症状性脑出血风险：①从卒中发生到开始治疗的时间过长。②收缩压过高。③rt-PA 使用剂量过大。④高龄。⑤早期神经功能缺损严重。⑥发病早期进行 CT 检查表明缺血面积超过半球面积的 33%。

注：NINDS 溶栓试验结果表明，CT 检查显示有脑水肿或占位征象的，溶栓后症状性脑出血风险增加 8 倍。大脑中动脉区低密度范围≤33% 的患者应用 rt-PA 治疗后预后良好，而无低密度和低密度范围>33% 的患者致死性出血的概率增加（即著名的 1/3 定律）。因此，脑组织影像学也是临床分层治疗的重要依据。

（一）是否适合静脉溶栓

1. 头颅常规 CT 检查　脑梗死早期征象作为参考评价指标，不作为溶栓排除标准。

脑梗死早期征象常作为超急性期动静脉溶栓的指征。脑梗死超早期（发病<6 小时），近 50% 的患者可发现细微的异常，在 CT 上表现为直接或间接的脑梗死征象（图 2-33），直接征象主要是指脑实质改变，如皮质（岛叶或豆状核）灰白质界限消失、脑沟变浅等；间接征象是指动脉高密度征。出现这些改变时提示梗死面积较大，预后较差。大脑中动脉阻塞的早期征象

包括 MCA 高密度征、岛带征、豆状核征、皮质征等。

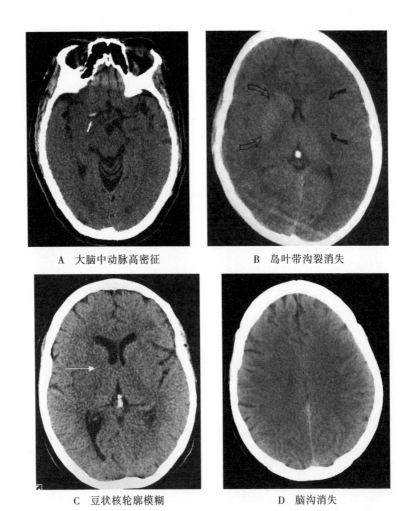

A 大脑中动脉高密征

B 岛叶带沟裂消失

C 豆状核轮廓模糊

D 脑沟消失

图 2-33 脑梗死早期征象

（1）大脑中动脉高密度征（HMCA）：致密动脉征是脑动脉（常见于大脑中动脉 M_1 或 M_2 段）阻塞导致脑梗死的间接征象，高密度成分代表血栓形成或栓塞。一般是动脉阻塞后 30 分钟~6 小时出现，24 小时~7 天消失。

（2）岛带征：岛带（岛叶皮质、最外囊、屏状核）灰白质界限消失，岛叶皮层密度略低，与白质相近。

（3）豆状核轮廓模糊或密度减低。

（4）脑回肿胀、脑沟变浅或消失等。

2. 静脉溶栓适应证、禁忌证

（1）发病 0~3h 溶栓标准（来自 rtPA 说明书）。

适应证 发病 3h 内的急性缺血性卒中患者。

禁忌证

1）年龄+症状体征：①年龄小于 18 岁或大于 80 岁；②开始静脉滴注治疗前神经学指征不足或症状迅速改善；③经临床（NIHSS>25）和（或）影像学检查评定为严重脑卒中；④脑卒中发作时伴随癫痫发作；⑤严重的未得到控制的动脉高血压；收缩压高于 185mmHg 或舒张压高于 110mmHg，或需要强力（静脉内用药）治疗手段以控制血压；⑥疑有蛛网膜下腔出血或处于因动脉瘤而导致蛛网膜下腔出血状态。

2）既往史：①已知有颅内出血史或疑有颅内出血；②有脑卒中史并伴有糖尿病；③近 3 个月内有脑卒中发作；④已知出血体质、出血倾向的肿瘤、目前或近期有严重的或危险的出血、严重的肝病，包括肝衰竭、肝硬化、门静脉高压（食管静脉曲张）及活动性肝炎；⑤有中枢神经系统病变史或创伤史（如肿瘤、动脉瘤以及颅内或椎管内手术）；细菌性心内膜炎或心包炎；急性胰腺炎；⑥口服抗凝血药，如华法林；⑦最近（10 天内）曾进行有创的心外按压、分娩或不可压迫血管的穿刺（如锁骨下或颈静脉穿刺）；⑧最近 3 个月有：胃肠溃疡史、食管静脉曲张、动脉瘤或动脉/静脉畸形史、严重的创伤或大手术。

3）辅助检查：①CT 扫描显示有颅内出血迹象，尽管 CT 扫描未显示异常，仍怀疑蛛网膜下腔出血；②已知有颅内出血史或疑有颅内出血；③血小板计数低于 $100×10^9$/L；④48 小时内曾使用肝素且凝血酶原时间高于实验室正常值上限；⑤血糖低于 2.8mmol/L 或高于 22.2mmol/L。

（2）2014 年中国急性缺血性脑卒中诊治指南。

1）3h 内 rtPA 静脉溶栓标准：

适应证：①有缺血性卒中导致的神经功能缺损症状；②症状出现 < 3 h；③年龄 ≥ 18 岁；④患者或家属签署知情同意书。

禁忌证：①近 3 个月有重大头颅外伤史或卒中史；②可疑蛛网膜下腔出血；③近 1 周内有在不易压迫止血部位的动脉穿刺；④既往有颅内出血；⑤颅内肿瘤，动静脉畸形，动脉瘤；⑥近期有颅内或椎管内手术；⑦血压升高：收缩压 > 180 mmHg，或舒张压 > 100 mmHg；⑧活动性内出血；⑨急性出血倾向，包括血小板计数低于 $100×10^9$/L 或其他情况；⑩48 h 内接受过肝素治疗（APTT 超出正常范围）；⑪已口服抗凝剂者 INR > 1.7 或 PT > 15 s；⑫目前正在使用凝血酶抑制剂或 X a 因子抑制剂，各种敏感的实验室检查异常［如 APTT，INR，血小板计数、蛇静脉酶凝结时间（ECT）；凝血酶时间（TT）或恰当的 X a 因子测定等］；⑬血糖 < 2.7 mmol/L；⑭CT 提示多脑叶梗死（低密度影 > 1/3 大脑半球）。

相对禁忌证：下列情况需谨慎考虑和权衡溶栓的获益与风险（即虽然存在 1 项或多项相对禁忌证，但并非绝对不能溶栓）：①轻型卒中或症状快速改善的卒中；②妊娠；③痫性发作后出现的神经功能缺损症状；④近 2 周内有大型外科手术或严重外伤；⑤近 3 周内有胃肠或泌尿系统出血；⑥近 3 个月内心肌梗死史。

2）3~4.5h 内 rtPA 静脉溶栓标准：

适应证：①有缺血性卒中导致的神经功能缺损症状；②症状持续 3~4.5 h；③年龄 ≥ 18 岁；④患者或家属签署知情同意书。

禁忌证（同<3 h）。

相对禁忌证（在<3h 相对禁忌证之外，另外补充如下）：①年龄>80 岁；②严重卒中（NIHSS 评分>25 分）；③口服抗凝药（不考虑 INR 水平）；④有糖尿病和缺血性卒中病史。

3）6h 内尿激酶静脉溶栓的适应证及禁忌证：

适应证：① 有缺血性卒中导致的神经功能缺损症状；② 症状出现< 6 h；③年龄 18~80 岁；④意识清楚或嗜睡；⑤脑 CT 无明显早期脑梗死低密度改变；⑥患者或家属签署知情同意书。

禁忌证（同<3 h）。

（二）静脉溶栓操作程序

静脉溶栓操作流程概要包括：①计算 rt-PA 的总剂量；②总量的 10% 进行静脉推注；③其余 90% 加入生理盐水静脉点滴；④静脉溶栓相关监测；⑤溶栓相关注意事项。

1. 给药 rt-PA 使用剂量为 0.9 mg/kg，最大剂量为 90mg。根据剂量计算表（附表 1）计算总剂量。将总剂量的 10% 在注射器内混匀，1~2 分钟内团注。将剩余的 90% 生理盐水混匀后静脉点滴，持续 1 小时以上。记录输注开始及结束时间。输注结束后以 0.9% 生理盐水冲管。

2. 溶栓相关注意事项

（1）预防出血：①第一个 24 小时内避免中心静脉置管或动脉穿刺；②在药物注入时或注入结束后 30 分钟内应避免留置膀

胱导尿管；③第一个 24 小时内尽量避免插鼻饲管；④不可合并的药物：第一个 24 小时内避免应用抗凝、抗血小板或非固醇类抗炎药。24 小时后重复 CT/MRI 没有发现出血，可开始使用低分子肝素和（或）抗血小板药物；禁用普通肝素、降纤及其他溶栓药物。

（2）过敏反应：45 分钟时检查舌和唇判定有无血管源性水肿（同时出现明显低血压），若有应立即停药，并给予抗组胺药物和糖皮质激素治疗。

（3）神经功能恶化：意识水平下降（GCS 眼/运动评分下降 2 分）；病情加重（NIHSS 评分增加 > 4 分）；血压 > 185/110mmHg 持续存在；严重的全身出血，如胃肠道或腹腔内出血等。

当出现过敏反应、神经功能恶化时，应立即停止溶栓治疗。rt-PA 输注结束后严格卧床 24 小时，输注结束 24 小时后重复 CT/MR 检查。

3. 溶栓相关监测

（1）溶栓过程中密切监测血压、脉搏、呼吸和神经功能状态：①测血压 q15min×2h，其后 q60min×22h；维持血压低于 185/110mmHg；任何静脉降压治疗后，均要检查血压 q15min× 2h，避免血压过低。血压处理方法见表 2-17。②测脉搏和呼吸 q1h×12h，其后 q2h×12h。③神经功能评估 q1h×6h，其后 q3h× 18h；24 小时后每天神经系统检查。

（2）密切观察患者病情变化，判断有无颅内出血或全身出血征象；如果出现病情恶化，及时复查 CT，否则 24 小时后复查 CT。

表 2-17　急性缺血性卒中溶栓患者血压增高的处理

血压水平（mmHg）	溶栓患者血压处理方法
治疗前	
收缩压>185 或舒张压>110	拉贝洛尔 10~20mg 静推，时间超过 1~2 分钟，可以重复 1 次； 如果血压没有降低并维持在希望的水平（收缩压≤185 和舒张压≤110），不能应用 rt-PA
治疗过程中和治疗后	
监测血压	每 15 分钟 1 次监测 2 小时，然后每 30 分钟 1 次监测 6 小时，每小时 1 次监测 16 小时
舒张压>140	硝普钠初始剂量 0.5μg/（kg·min）静推，静滴至目标血压
收缩压>230 或舒张压 121~140	拉贝洛尔 10mg 静推，时间超过 1~2 分钟，可以每 10 分钟重复或双倍给药达到最大剂量 300mg，或初始剂量加倍，然后以 2~8mg/min 的速度静滴； 或尼卡地平初始剂量 5mg/hr 静推，按照每 5 分钟增加 2.5mg/h 的速度静滴增加至最大剂量 15mg/h 以达到目标血压； 如果拉贝洛尔不能控制血压，可以考虑硝普钠
收缩压 180~230 或舒张压 105~120	拉贝洛尔 10mg 静推，时间超过 1~2 分钟，可以每 10 分钟重复或加倍直至最大剂量 300mg，或者拉贝洛尔初始剂量加倍，然后以 2~8mg/min 的速度静滴

（三）溶栓后 rtPA 相关出血及血管再闭塞的处理

1. 颅内出血　急性缺血性卒中应用 rt-PA 静脉溶栓治疗后发生症状性脑出血的风险为 3%~6%。

（1）识别：溶栓过程中或溶栓后 24 小时内突然发生意识障碍或加重、肌力减弱、视力减弱、语言障碍加重、血压升高、新发头痛或加重、呕吐、神经系统症状加重，需考虑继发脑出血的可能。

（2）处理：如在用溶栓药物过程中，立即停用药物。生命体征允许情况下，立即头颅 CT。

确认出血后：

1）立即查 CBC+血型、血交叉、PT+APTT+Fg（血小板计数+部分凝血活酶时间+纤维蛋白原）水平。

2）血压控制在 SBP≤180mmHg 或 MBP≤130mmHg。

3）输血小板 6～8U，冷沉淀物 5～10U 或新鲜冷冻血浆200ml 或人纤维蛋白原 1g，使 Fg>1.5g/L，每 4 小时检查使 Fg维持在>1.5g/L，每 2～4 小时复查 CBC、PT+APTT+Fg 直至出血稳定。

4）症状改变时，立即复查头颅 CT，如症状无变化，24 小时后复查头颅 CT。

5）神经外科会诊。

6）严密监测生命体征及神经系统体征，必要时针对急性颅高压治疗。

（3）脑梗死溶栓后相关脑出血的 CT 分型

1）HI，出血性梗死；HI1，小点状出血；HI2，多个融合的点状出血。

2）PH，脑实质出血；PH1，≤30%梗死灶大小并有轻微占位效应的出血；PH2，>30%梗死灶大小并有明显占位效应的出血或远离梗死灶的出血。

2. 颅外其他部位出血

（1）识别：溶栓过程中或溶栓后 24h 内患者突然发生呕血或胃管回抽出血性液体、黑便、咯血、血尿、皮下淤斑或齿龈出血，或有胸痛、胸闷气急、腹痛、苍白、淡漠或烦躁、心率增快、血压下降等情况，需考虑出血并发症的可能。

（2）处理：

1）如在用溶栓药物过程中，立即停用药物（如为血尿、皮下淤斑或齿龈出血等浅表部位出血，可暂不停药，先予压迫止血等处理，并密切观察）。

2）立即查 CBC＋血型、血交叉、PT＋APTT＋Fg，大便或胃液潜血实验/尿常规。

3）监测生命体征，每 2～4 小时复查 CBC、PT＋APTT＋Fg。

4）血红蛋白进行性下降或低于 90g/L，收缩压<90mmHg 或平均动脉压<70mmHg，如存在以上两者之一时，补液、输红细胞，输血小板 6～8U，冷沉淀物 5～10U 或新鲜冷冻血浆 200ml 或人纤维蛋白原 1g，每 2～4 小时复查使血红蛋白稳定，使 Fg 维持在>1.5g/L。

5）必要时相关科室会诊。

3. 出现出血转化时，对抗栓药物的处理

（1）症状性出血转化时，停用抗栓治疗等易致出血药物；非症状性出血转化时，在密切临床观察的基础上，依据对栓塞的风险评估，可以不停用抗栓治疗。

（2）何时开始抗凝和抗血小板治疗？

对需要抗栓治疗的患者，可于出血转化病情稳定后 7～10 天开始抗栓治疗；对于再发血栓风险相对较低或全身情况较差者，可用抗血小板药物代替华法林。

4. 血管再闭塞　在排除脑出血的前提下，给予低分子肝素 4000～5000U，每日 2 次，7～10 天。若血小板计数<80×10⁹/L，则停用。禁用普通肝素。

附表

1. 急性缺血性卒中 rt-PA 静脉溶栓治疗剂量表

表 2-18　急性缺血性脑卒中（阿替普酶）爱通立®静脉溶栓治疗剂量表

体重（kg）	用量 （0.9mg/kg）	先 10% 静推 （mg/ml）	后 90% 静注 （mg/ml）
40	36.00	3.60	32.40
41	36.90	3.69	33.21
42	37.80	3.78	34.02
43	38.70	3.87	34.83
44	39.60	3.96	35.64
45	40.50	4.05	36.45
46	41.40	4.14	37.26
47	42.30	4.23	38.07
48	43.20	4.32	38.88
49	44.10	4.41	39.69
50	45.00	4.50	40.50
51	45.90	4.59	41.31
52	46.80	4.68	42.12
53	47.70	4.77	42.93
54	48.60	4.86	43.74
55	49.50	4.95	44.55
56	50.40	5.04	45.36
57	51.30	5.13	46.17
58	52.20	5.22	46.98

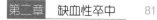

续 表

体重（kg）	用量 （0.9mg/kg）	先10%静推 （mg/ml）	后90%静注 （mg/ml）
59	53.10	5.31	47.79
60	54.00	5.40	48.60
61	54.90	5.49	49.41
62	55.80	5.58	50.22
63	56.70	5.67	51.03
64	57.60	5.76	51.84
65	58.50	5.85	52.65
66	59.40	5.94	53.46
67	60.30	6.03	54.27
68	61.20	6.12	55.08
69	62.10	6.21	55.89
70	63.00	6.30	56.70
71	63.90	6.39	57.51
72	64.80	6.48	58.32
73	65.70	6.57	59.13
74	66.60	6.66	59.94
75	67.50	6.75	60.75
76	68.40	6.84	61.56
77	69.30	6.93	62.37
78	70.20	7.02	63.18
79	71.10	7.11	63.99
80	72.00	7.20	64.80

续 表

体重（kg）	用量 （0.9mg/kg）	先 10%静推 （mg/ml）	后 90%静注 （mg/ml）
81	72.90	7.29	65.61
82	73.80	7.38	66.42
83	74.70	7.47	67.23
84	75.60	7.56	68.04
85	76.50	7.65	68.85
86	77.40	7.74	69.66
87	78.30	7.83	70.47
88	79.20	7.92	71.28
89	80.10	8.01	72.09
90	81.00	8.10	72.90
91	81.90	8.19	73.71
92	82.80	8.28	74.52
93	83.70	8.37	75.33
94	84.60	8.46	76.14
95	85.50	8.55	76.95
96	86.40	8.64	77.76
97	87.30	8.73	78.57
98	88.20	8.82	79.38
99	89.10	8.91	80.19
100	90.00	9.00	81.00

注：rt-PA 的最大剂量不能超过 90mg

2. 急性缺血性卒中 rt-PA 静脉溶栓箱清单

普通设备	药物	文件
输液泵	rt-PA 50mg（2~8℃冰箱）	溶栓治疗路径
输液针	rt-PA 20mg（2~8℃冰箱）	溶栓治疗流程图
采血针	降压药［拉贝洛尔、乌拉地尔、	溶栓知情同意书
注射器	硝普钠、尼莫同（尼莫地平）	溶栓操作规程
酒精棉球	等］	NIHSS/BI/mRS 等量表
止血带	扩容药（低分子右旋糖酐等）	症状性出血后配血申请单
试管	肝素	溶栓化验单组套
血培养载玻片	氯吡格雷/阿司匹林	rt-PA 溶栓剂量表
尿妊娠试剂盒		卒中小组/影像等相关科室
血压计		电话号码本
手电筒		
叩诊锤		
听诊器		
计算器		

3. 急性缺血性卒中 rt-PA 静脉溶栓治疗目标时间

入院-急诊医生接诊	10 分钟
入院-急诊 CT 扫描	25 分钟
入院-读 CT	45 分钟
入院-rt-PA 溶栓治疗开始	60 分钟

4. 溶栓常用量表（见"卒中相关量表"章节）

五、缺血性卒中急性期常规治疗及并发症防治

1. 早期应用抗血小板药物　非溶栓患者或溶栓后 24 小时无禁忌证者（阿司匹林过敏、胃肠道出血）早期应用抗血小板药物，及时给予口服或鼻饲 100～300mg 的阿司匹林，并应继续给予每日 100mg，或给予 75mg 氯吡格雷，但氯吡格雷治疗急性缺血性卒中的有效性尚不确定。

2. 高血压管理　急性卒中后血压升高患者，通常只有当收缩压>220 mmHg 或舒张压>120 mmHg 才使用降压药，对非溶栓患者，在卒中后最初 24 小时内将血压降低大约 15% 或者降至发病前水平是合理的。

有高血压病史且正在服用降压药的轻中度卒中患者，如无禁忌证，病情平稳，可于卒中发病 24 小时后考虑恢复使用降压药物。老年高龄患者若存在直立性低血压风险，应进行血压体位试验。避免使用中枢和周围性交感神经拮抗性降压药物，预防直立性低血压发生。

参考发病年龄、基础血压、平时用药、可耐受性的情况下，降压目标一般应该达到 140/90 mmHg 以下，存在明显血管狭窄的患者血压目标值尚不确定。

急性脑梗死患者抗高血压治疗临床具体操作如下。

（1）溶栓患者：

1）准备溶栓者，如收缩压>185mmHg 或舒张压>110mmHg：①尼卡地平针 5mg/h ivp（静脉推注），5～10 分钟增加 2.5mg/h，最大用至 15mg/h，达到理想血压后调整至合适剂量；②或乌拉地尔针 10～50mg iv（静脉注射），后 4～8mg/h ivp；③其他药物如依那普利在合适的情况下也可考虑使用。

2）溶栓治疗中或治疗后收缩压 ≥180mmHg 或舒张压 ≥

105mmHg：①尼卡地平针 5mg/h ivp，5~10 分钟增加 2.5mg/h，最大用至 15mg/h，达到理想血压后降至 3mg/h；②如不能控制，硝普钠针 0.5~3μg/(kg·min)ivp。

（2）不溶栓患者：

1）不溶栓的脑梗死患者收缩压 ≥ 200mmHg 或舒张压 ≥ 110mmHg：①卡托普利片 6.25~12.5mg po（口服）；②或乌拉地尔针 10~50mg iv，后 4~8mg/h ivp；③或尼卡地平针 5mg/h iv，5~10 分钟增加 2.5mg/h，最大用至 15mg/h，达到理想血压后降至 3mg/h；④目标：第一个 24 小时降压 15%~20%。

2）不溶栓的脑梗死患者舒张压>140mmHg：①硝普钠针 0.5~3μg/(kg·min) ivp；②硝酸甘油针 5mg iv，后 1~4mg/h ivp；③乌拉地尔针 10~50mg iv，后 4~8mg/h ivp；④尼卡地平针 5mg/h iv，5~10 分钟增加 2.5mg/h，最大用至 15mg/h，达到理想血压后降至 3mg/h；⑤目标：第一个 24 小时降压 15%~20%。

（3）如何监测血压：①急性脑梗死患者入院后测双上肢血压一次。②每日早晨常规测血压一次。③重症患者每 4 小时记录一次血压。④血压异常或波动较大时增加测量次数。⑤溶栓患者在溶栓开始后的最初 2 小时内测血压 1 次/15 分，随后 6 小时内为 1 次/30 分，此后，1 次/60 分，直至 24 小时。

3. 他汀类药物治疗　流行病学研究证实，血脂异常与冠状动脉粥样硬化性心脏病和卒中的关系明确。他汀类药物治疗不仅降低血脂水平，还可降低卒中风险，同时具有抗炎、抗动脉粥样硬化、稳定/逆转斑块、改善血管内皮功能及神经保护等功能。

2013 年在美国心脏学会/美国卒中学会（AHA/ASA）的《缺血性卒中急性期管理指南》中，鉴于他汀类药物具有神经保护功能，在神经保护剂推荐项中，新增推荐：在卒中发作时已经服用他汀者，在急性期继续服用他汀类药物是合理的。

4. 血糖管理　高血糖促进缺血组织厌氧菌的生长代谢和乳酸酸中毒，加重脑损伤，还能增加溶栓后出血风险。低血糖会增加细胞死亡风险。因此，卒中急性期，对血糖异常患者要及时处理。

（1）高血糖：脑梗死急性期患者入院后常规指测血糖 3 天（空腹+三餐后 2 小时），糖化血红蛋白。既往无糖尿病，如指测血糖结果达到糖尿病诊断标准，按糖尿病处理，如血糖 >11.1mmol/L（200mg/dl），立即应用胰岛素，急性期应用胰岛素最好采用胰岛素微量泵滴注。急性期过后如胰岛素用量< 20 IU，可改用口服降糖药。嘱 3 个月后查 OGTT 以明确。具体管理流程见图 2-34。

根据 2013 年美国 AHA/ASA《缺血性卒中急性期管理指南》的建议，卒中急性期应积极治疗高血糖，使餐后血糖水平控制在 7.78~10.00 mmol/L（140~180mg/dl）范围内，同时密切监测避免低血糖。

（2）低血糖：低血糖（血糖水平<3.33 mmol/L）在急性缺血性卒中时很罕见，可能与应用降糖药物有关。严重低血糖能导致自主神经症状和神经系统症状，包括类似卒中的症状和痫性发作。

大部分患者给予 50% 葡萄糖溶液 25ml 缓慢静脉推注后，低血糖就会迅速纠正，症状会很快逆转。如果未加处理，严重或持续的低血糖会导致永久性脑损害。口服葡萄糖溶液亦是合理的治疗选择，但血糖水平升高需要更长时间，且不适用于吞咽困难患者。

目标：维持血清葡萄糖<120mg/dl	对血糖进行首次评价	监测：每4小时一次

血糖水平（mg/dl）	措施（皮下注射胰岛素的剂量）
<120	不处理
120~140	皮下注射常规胰岛素2单位：4小时后复测血糖
140~169	皮下注射常规胰岛素3单位：4小时后复测血糖
170~199	皮下注射常规胰岛素4单位：4小时后复测血糖
200~249	皮下注射常规胰岛素6单位：4小时后复测血糖
250~299	皮下注射常规胰岛素8单位：4小时后复测血糖
≥300	皮下注射常规胰岛素10单位：4小时后复测血糖

如果连续3次血糖仍>140mg/dl，开始胰岛素持续静滴，同时必须每小时监测血糖水平

血糖水平（mg/dl）	初始胰岛素持续滴注速度（单位/小时）
140~169	2
170~199	3
200~249	4
250~299	6
300~399	8
≥400	10

根据每小时血糖的水平来决定后续治疗

血糖水平（mg/dl）	后续胰岛素滴注速度（单位/小时）
<140	可停止注射，1小时后复测血糖，使用低剂量（<2单位/小时）防止血糖反跳
140~169	2
170~199	3
200~249	4
250~299	6
300~399	8
≥400	10

注：如果该流程不能降低患者血清葡萄糖，或者该方法导致血糖大幅度、快速改变（如每1~2小时血糖波动在低血糖<80mg/dl，与高血糖>400mg/dl之间），应请内分泌医师会诊。

图2-34 高血糖的管理流程

5. 抗凝治疗

（1）心房颤动患者抗凝治疗：急性心房颤动的诊治流程见图 2-35。心房颤动患者基于不同的危险分层，应用不同的防治策略（表 2-19）。非瓣膜性心房颤动患者发生卒中的风险可应用 $CHADS_2$ 评分、$CHADS_2$-VASc 评分进行评估，基于评分的危险分层可指导药物治疗（见"卒中相关量表"），低危患者可以使用阿司匹林或不用药物治疗；高危患者则首选抗凝药物。抗凝治疗的出血风险应用 HAS-BLED 评分进行评估（见"卒中相关量表"）。

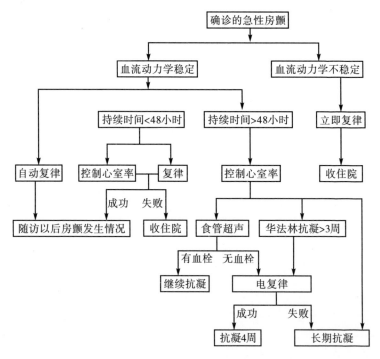

图 2-35　急性房颤的诊治流程

表 2-19　心房颤动患者的危险分层及治疗

临床情况	治疗
高危：既往有卒中、TIA 史，系统栓塞，瓣膜病，高血压病，左室功能异常，年龄>75 岁，中危因素 >1 个	华法林（INR2.0~3.0）如果年龄>75 岁，INR 1.5~2.0
中危：女性，年龄 65~74 岁，DM，CAD，甲状腺功能亢进	华法林或阿司匹林
低危：无危险因素，年龄<65 岁	阿司匹林或不用
急性心脏转复	AF 时间<48 小时，可以直接电复律。AF 时间>48 小时，如 TEE 没有血栓，转复前 3 周开始口服华法林，转复成功后继续使用华法林 4 周即可；如果转复失败，长期口服华法林；如果 TEE 发现血栓，先用肝素，之后口服华法林

注：AF：房颤；TEE：经食管心脏超声；DM：糖尿病；CAD：冠心病

　　（2）肝素的应用：目前仍没有足够的证据支持普通肝素（UH）、低分子肝素（LMWH）或肝素类似物用于缺血性卒中急性期抗凝治疗。也没有充分的证据显示缺血性卒中的特殊亚型（如伴有心腔内血凝块的心源性栓子）是否能从抗凝治疗中获益。如果决定应用持续肝素注入，应避免应用片剂并维持 APTT 在正常基线范围的 1.5~2 倍。

　　小剂量（如：低分子肝素 5000 单位皮下注射，一日 2 次）预防性治疗对于活动受限的卒中患者防止深静脉血栓或肺栓塞是有益的。特殊情况下，也可考虑应用肝素治疗，如：主动脉夹层；静脉窦栓塞；症状波动，有明确的大动脉狭窄，明确手术或者动脉介入治疗。

低分子肝素经肾脏清除，肾功能不全（内生肌酐清除率小于 30ml/min）的患者应接受低剂量普通肝素（LDUH）注射，若是使用低分子肝素，应减少使用剂量。

应监测患者可能出现肝素诱导的血小板减少症（HIT）和出血，如果患者既往曾有 HIT 病史，则不应该给予 LDUH 或 LMWH。从肝素治疗的第二天起隔天监测血小板计数和血红蛋白。

6. 预防下肢深静脉血栓及肺栓塞　不使用肝素预防的急性卒中患者在最初 2 周约有 50% 将会发生深静脉血栓（deep vein thrombosis，DVT），瘫痪重、年老及心房颤动患者发生比例更高。高发期为卒中后第一周。发生 DVT 的危险因素包括静脉血流淤滞、静脉系统内皮损伤、血液高凝状态等。

DVT 最重要的并发症为肺栓塞（PE），PE 的发生高峰为卒中后 2~4 周，大约 3% 的卒中患者在卒中发病 3 个月内死于 PE，占所有卒中早期死亡患者的 13%~25%。因此应鼓励卒中患者在病情允许情况下尽早活动，尽量避免下肢（尤其瘫痪侧）静脉输液。

关于 DVT 和 PE 的早期筛查和防治策略如下：

（1）早期筛查 DVT，其管理流程见图 2-36。

1）出现不可解释的发热或腿部肿胀、疼痛或红肿等局部症状应怀疑 DVT 可能性，积极应用相关检查筛查。

2）入院进行常规 D-二聚体检查。D-二聚体对 DVT 有较高的敏感性（97%），但特异性较低（35%~45%），且不能提供定位信息。改良的 Well 评分（见"卒中相关量表"）用于评估 DVT 发生风险，联合 D-二聚体检查可提高诊断的准确性。

3）超声可无创发现症状性 DVT，且有较高的敏感性及特异性；但对无症状患者，敏感性较低。

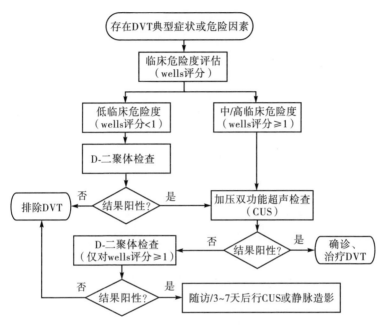

图 2-36 急性缺血性卒中卧床患者深静脉血栓（DVT）管理流程

4）MR 静脉造影可以发现 DVT，也可以发现盆静脉血栓形成，但花费较高。

5）有以下情况需复查 D-二聚体和双下肢静脉和髂静脉 B 超：①应用抗凝药物者；②重度下肢瘫（≤3 级）；③DVT 发生风险较高者（改量的 Wells 评分≥2）；④初查超声未发现 DVT，但有血流淤滞或缓慢表现；⑤临床新出现可疑 DVT 症状。

（2）早期筛查 PE：

1）常见临床表现包括呼吸困难、咳嗽、胸痛或不适、咯血或低血压，部分患者也可能没有症状。查体发现呼吸急促、肺部啰音、心动过速及发热。

2）动脉血气分析可能表现为低氧血症、低碳酸血症以及呼吸性碱中毒。心电监护可能表现为窦性心动过速或右心衰。

3）对于病情稳定的疑似 PE 的患者，可进行影像学诊断，主要使用 CT 对肺静脉进行造影。如果不能获得 CT 造影，可进行 CT 的通气/灌注检查。

（3）DVT 预防治疗指征、治疗的持续时间：

1）治疗指征：不能下床活动者；住院第二日末，即启动DVT 预防措施。

2）治疗持续时间：持续至患者能下床活动或患者出院。

（4）DVT 预防措施：首选抗凝药物或以下两种措施同时使用。

1）抗凝药物：普通肝素，5000 IU 皮下注射（SC）2~3 次/日；或低分子肝素如克赛 0.4ml SC 每日一次或速碧林 0.3ml SC 每日一次。症状无缓解的近端 DVT 或肺栓塞患者可给予溶栓治疗。

注：如有肾功能不全等情况根据说明书调整剂量。

2）间歇加压充气泵（IPC）：有抗凝禁忌者，IPC 在双下肢静脉 B 超检查前即可使用；一般在卒中发病后连续 2~4 周进行预防，或直到患者可以活动时停用。使用 IPC 前详细询问病史及体格检查，如是否有间歇性跛行、静息痛、下肢水肿及肢体皮肤破损等；使用前检查足背动脉是否存在。

（5）药物预防 DVT 及 PE 的抗凝禁忌证：

1）血小板计数≤20×10^9/L（20000/mm^3）。

2）过去 10 天内神经外科手术、眼科手术。

3）颅内或其他器官活动性出血。

4）对于低分子肝素、肝素或其衍生物过敏。

5）有肝素诱导的血小板减少（HIT）病史的患者，禁忌应用肝素。

6）细菌性心内膜炎。

7）活动性肝炎或肝功能不全。

8）活动性消化道溃疡或有出血倾向的器官损伤。

9）有自发出血倾向者、血液凝固迟缓者（如血友病、紫癜）、严重凝血障碍相关的出血（与肝素治疗无关的弥散性血管内凝血除外）。

（6）药物预防 DVT 及 PE 的抗凝相对禁忌证：

1）血小板计数（20×100）×10^9/L（20000~100000/mm^3）。

2）近期严重外伤。

3）最近 2 天内腹部大手术。

4）最近 2 周内消化道出血。

5）心内膜炎。

6）肿瘤脑转移。

7）严重高血压［如收缩压>200mmHg，和（或）舒张压>120mmHg］。

注：

1. 应用 rt-PA 溶栓的 24 小时内不应给予肝素。对于超过 1/3 大脑中动脉供血区的急性缺血性卒中患者，不推荐使用抗凝治疗，但可以考虑放置腔静脉滤器。

2. 严重肝功能不全者禁用肝素钠注射液。

3. 肾衰竭的患者可考虑使用速碧林或肝素钠预防 DVT，中度（肌酐清除率≥30ml/min 以及<50ml/min）或重度（肌酐清除率<30ml/min）肾衰竭患者，速碧林剂量可减至 0.2ml。

4. 如尿隐血、大便隐血+~++，需密切动态观察，如复查无加重，经评估后可继续使用低分子肝素。

（7）脑梗死出血转归时 DVT 预防：

1）使用 IPC。

2）定期复查头颅 CT，如相邻两次头颅 CT 出血无增大，HI

型（1 型、2 型）在此 3 天后，PH1 型在此 4 天后，PH2 型在此 2 周后，可以考虑抗凝治疗。

注：脑出血转化 CT 分型：HI：出血性梗死，HI1：小点状出血，HI2：多个融合的点状出血；PH：脑实质出血，PH1：≤30%梗死灶大小并有轻微占位效应的出血，PH2：>30%梗死灶大小并有明显占位效应的出血或远离梗死灶的出血。

（8）脑出血的 DVT 预防：

1）使用 IPC。

2）每 3~4 天复查头颅 CT，如相邻两次头颅 CT 出血无增大，可以考虑抗凝治疗。

注：

1. 间歇加压充气泵禁忌证　以下情况禁用物理预防措施：

（1）充血性心力衰竭，肺水肿或腿部严重水肿。

（2）下肢深静脉血栓、血栓性静脉炎或肺栓塞。

（3）间歇充气加压装置和梯度压力弹力袜不适用于下肢局部情况异常（如皮炎、坏疽、近期接受皮肤移植手术）、下肢血管严重的动脉硬化或其他缺血性血管病、腿部严重畸形。

2. 下肢血管严重动脉硬化的定义

（1）有静息痛，肢体坏疽，间歇性跛行<200 米。

（2）B 超显示下肢动脉狭窄>50%。

7. 控制脑水肿及颅内压升高　大血管闭塞如颈内动脉或大脑中动脉或者小脑半球大量出血的患者，出现严重颅内压（ICP）升高及致命脑水肿的风险最大。提示存在颅内压增高的临床征象包括：意识障碍加重、瞳孔不等大或呼吸节律异常；影像学上可以有血管主干闭塞造成的大面积梗死、中线移位、脑沟饱满、脑室受压变形和小脑梗死继发脑干和第四脑室受压等。脑水肿的高峰通常在卒中发生后 48~72 小时。

脑水肿及颅内压增高的急性期处理往往需要联合使用内科

与外科治疗方法。

（1）内科治疗方法包括控制性过度通气、渗透疗法及神经保护措施。

1）控制性过度通气是通过降低动脉二氧化碳分压（$PaCO_2$），引起脑血管收缩来迅速降低颅内压，但过度通气只是一种防止神经功能恶化的姑息疗法，只能维持数小时。$PaCO_2$控制在 28~32mmHg 较为合理，对某些患者来说，将 $PaCO_2$ 降低至 25mmHg 以下可能会引起脑缺血加重。

2）渗透疗法：①首先使用甘露醇，当颅内压迅速升高或发生脑疝时，甘露醇 0.5~1g/kg 快速注射；②1 小时后需要测定血清渗透压，然后每 4~6 小时测定一次，目标是将渗透压控制在 300~320mOsm/L。如果血清渗透压低于目标值，则重复快速注射甘露醇 0.25~0.50g/kg。甘露醇有引起肾衰竭的潜在危险；③对使用甘露醇仍存在颅内压增高或即将发生脑疝者，要持续或快速注射高张盐溶液，将血钠维持在 145~155mmol/L；④对于颅内压增高及平均动脉压显著增高（>150mmHg）的患者，使用硫喷妥钠可能有效；但这样可能会引起脑灌注压（CPP）降低；⑤需要特别关注尿量及电解质，液体及电解质的丢失如果不补充，可能会引起低血压及心力衰竭；⑥皮质醇类激素可以减轻血管源性水肿，对缺血性卒中导致的细胞源性水肿无效，还会产生全身并发症。

3）神经保护疗法：①高热可能加重脑水肿，因此有必要进行密切监测及合理治疗。②高血糖与脑水肿有关，必须加以控制。③床头应抬高 30°，有助于降低 ICP。④颈部应置于中线位置，避免静脉成角（可使 ICP 增高）。

（2）外科去骨瓣减压术可显著降低 ICP，甚至可以逆转脑疝。临床医师可以根据神经影像学，选择小脑梗死及出现占位效应的患者进行外科手术，其影像学特点包括：第四脑室移位、脑积水、脑干变形、基底池受压。

（3）脑室引流术：通常用于急性小脑梗死或大面积大脑半球梗死的部分患者。小脑梗死或出血，脑水肿组织可能压迫第四脑室，引起致命性脑积水。如果发生脑积水，必须迅速安放脑室引流管预防致命的 ICP。此外，小脑梗死或出血引起的小脑扁桃体下疝可导致致命性的脑干受压。对这样的患者行后颅窝减压术挽救生命，某些患者可有良好的功能恢复。

8. 吞咽困难筛查及评估　吞咽困难的筛查：当患者出现以下症状时提示存在吞咽困难，应行进一步评估：

（1）咀嚼困难	（2）口角流涎
（3）吞咽时出现头部过度动作	（4）每口食物或饮料需吞2~3次
（5）食物残留在口腔内	（6）吞咽前后声音水浊
（7）无法发声或喘息声	（8）进餐缓慢（用餐时间过长）
（9）进食或饮水时呛咳	（10）进食或饮水后呛咳
（11）不明原因肺炎	（12）不明原因消瘦
（13）构音障碍	

吞咽困难的评估：洼田饮水试验（见"卒中相关量表"）

9. 营养评估　对院内卒中患者的营养评估流程见图 2-37，营养不良风险应用 2002NRS 评估（见"卒中相关量表"）。

对营养不良的患者应首先考虑肠内营养，肠内肠外营养的区别见表 2-20。开始肠内营养的时机尚存在争议，加拿大营养支持临床指南建议入院后 24~48 小时的 ICU 患者就应开始肠内营养。开始进食前，必须评价患者的吞咽功能，避免发生误吸。

吞咽功能不良的患者，应妥善放置 Dobhoff 或 NG 管，使用便携式 X 线机器验证放置的位置是否合适。持续且严重吞咽困难的患者需给予鼻饲喂养；长期吞咽困难的需行经皮胃造瘘术

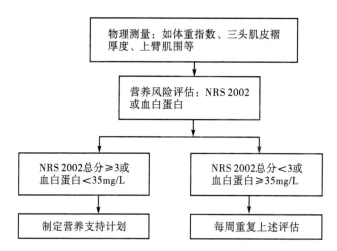

图 2-37 卒中患者营养评估流程图

放置喂养管。护理人员应常规检查鼻饲患者的胃内残留情况，胃潴留可能导致胃内容物吸入气道。所有接受肠外营养的患者，床头都要抬高至少 30°，以降低误吸的风险。

表 2-20 肠内、肠外营养的区别

	肠内营养	肠外营养
定义	是通过口服、鼻饲进入胃肠道进行消化吸收来补充营养	是通过静脉注射，通过血液循环来补充营养
营养素	较全面、均衡	较单一
应用时间	可长期、连续使用	只能在特定的短期内使用
对胃肠道功能影响	长期使用可改善胃肠道功能，增强体质、改善各项生理功能	长期使用可导致胃肠道功能的衰退，引起各项生理功能的紊乱

续　表

	肠内营养	肠外营养
花费	费用低	费用高
并发症	并发症少、相对安全	并发症高

10. 预防泌尿系统感染　急性卒中患者泌尿系感染的发生率约 15%～20%，多由于放置导尿管所致。住院患者中，每置留导尿管一天，就会增加 5%的菌尿机会。放置导尿管时，不能预防性给予抗生素。间断性放置导尿管可降低感染的风险，对尿失禁的患者不失为权宜之计。

11. 卒中后早期癫痫的识别和防治　缺血性卒中后可出现症状性癫痫，早期癫痫常发生在急性卒中后 1 周内，早期发生率为 2%～33%，特别是皮层梗死及进展性卒中患者；晚期发生率为 3%～67%。大多数卒中后早期癫痫（50%～90%）是单纯部分性癫痫。相关防治原则如下：

（1）不推荐预防性应用抗癫痫药物。

（2）孤立发作 1 次或卒中急性期痫性发作控制后，不宜长期使用抗癫痫药物。

（3）脑卒中后 2～3 个月多次再发的癫痫，应按癫痫常规治疗，即进行长期药物治疗。

（4）可选择的抗惊厥药物包括奥卡西平、左乙拉西坦、托吡酯、拉莫三嗪。

12. 早期康复　应该尽早为卒中患者制订康复计划，向患者及家属强调早期康复的重要性，以促进患者的长期预后。入院后 48 小时内早期活动，防止与活动受限相关的并发症，包括深静脉血栓形成、挛缩、关节病、压迫性疼痛及压疮等。

六、缺血性卒中二级预防

（一）行为学危险因素的管理

1. 戒烟 对于目前仍吸烟的卒中/TIA 患者应该劝告其戒烟，同时避免被动吸烟。建议采用综合性控烟措施，包括心理辅导、尼古丁替代疗法及口服戒烟药物等。

2. 过量饮酒或酗酒宣教 过量饮酒或酗酒会增加卒中的风险。对于过量饮酒或酗酒的卒中/TIA 患者应戒酒或减少饮酒量，适量一般是指男性每日饮酒的酒精摄入量不应超过 30 克，女性不应超过 20 克。

3. 体力活动建议 从卒中预防的角度讲，不提倡剧烈的活动，因为剧烈运动可对各系统造成损害，可能危害人体健康。对于能进行体力活动的缺血性卒中或 TIA 患者，建议每周 3 次以上至少 30 分钟的锻炼；对于遗留功能残疾的缺血性卒中患者，建议早期开始体力活动，以预防及减少并发症改善预后。

（二）血管危险因素的管理

1. 非心源性缺血性卒中和 TIA 的抗栓治疗

根据《中国缺血性卒中和 TIA 二级预防指南 2014》指南的推荐，对于非心源性缺血性卒中/TIA 患者，建议给予口服抗血小板药物而非抗凝药物预防卒中复发及其他心血管事件的发生，抗血小板药物应在患者危险因素、费用、耐受性和其他临床特性的基础上进行个体化选择。推荐意见如下：

（1）单药阿司匹林（50~325mg/d）或氯吡格雷（75mg/d）单药治疗均可作为首选抗血小板药物。阿司匹林单药抗血小板治疗的最佳剂量为 75~150 mg/d 。阿司匹林（25 mg）+缓释型双嘧达莫（200 mg）2 次/天或西洛他唑（100 mg）2 次/天，均可作为阿司匹林和氯吡格雷的替代治疗药物。

（2）发病在 24 小时内，具有脑卒中高复发风险（ABCD2 评分 ≥ 4 分）的急性非心源性 TIA 或轻型缺血性卒中患者（NIHSS 评分 ≤ 3 分），应尽早给予氯吡格雷联合阿司匹林治疗 21 天。此后氯吡格雷或阿司匹林单用均可作为长期二级预防一线用药。

（3）发病 30 d 内伴有症状性颅内动脉严重狭窄（狭窄率 70%～99%）的缺血性卒中/TIA 患者，应尽早给予阿司匹林联合氯吡格雷治疗 90 d。此后阿司匹林或氯吡格雷单用均可作为长期二级预防一线用药。

（4）伴有主动脉弓动脉粥样硬化斑块证据的缺血性脑卒中或 TIA 患者，推荐抗血小板及他汀类药物治疗。此口服抗凝药物与阿司匹林联合氯吡格雷治疗效果的比较尚无肯定结论。

（5）非心源性栓塞性缺血性卒中或 TIA 患者，不推荐常规长期应用阿司匹林联合氯吡格雷抗血小板治疗。

患者应用抗血小板药物时，根据危险分层不同（表 2-21），可给予单药治疗或联合用药。接受抗血小板治疗仍发生卒中的患者，建议重新评价其病理生理学和危险因素（Ⅳ类证据）。一种方法是加用华法林；若阿司匹林或氯吡格雷单药治疗无效的患者，还可以二者联合应用；在某些病例，还可以三种药物（阿司匹林+氯吡格雷+抗凝药物）联合治疗。但上述方法均未经临床试验证明，且可能会增加出血风险。

关于缺血性卒中和 TIA 患者再发卒中的风险，可分别应用 ESSEN 评分、ABCD 系列评分进行评价，评分量表具体见"卒中相关量表"部分。

表 2-21　脑卒中/TIA 预防的抗血小板分层治疗

临床描述	危险分层	治疗方案
• 脑动脉支架或其他脑血管成形术 • 动脉-动脉栓塞事件	极高危	阿司匹林+氯吡格雷
缺血性卒中或 TIA，伴有 ①动脉粥样硬化性动脉狭窄 ②有重要危险因素（糖尿病、冠心病、代谢综合征、持续吸烟）	高危	氯吡格雷
其他缺血性卒中或 TIA	中度高危	阿司匹林或氯吡格雷
只有危险因素的高危人群 （一级预防）	中危	阿司匹林

2. 心源性卒中的抗栓治疗

（1）心房颤动患者抗凝药物的使用：房颤（AF）患者抗凝药物的使用可参考 2014 年《缺血性卒中/TIA 患者合并心房颤动的筛查及抗栓治疗中国专家共识》，共识对缺血性卒中/TIA 患者详细推荐了关于 AF 的筛查流程（图 2-38）及防治策略。

1）对所有新发缺血性卒中/TIA 患者，应常规进行针对 AF 的病史询问、体格检查和 12 导联心电图检查（Ⅰ级推荐，A 级证据），并尽可能开展至少 24 小时的连续心电监护（Ⅰ级推荐，B 级证据）。

2）对不明原因的缺血性卒中/TIA 患者，或疑似心源性卒中而未发现心源性卒中证据者，推荐 24 小时 Holler 心电监测（Ⅰ级推荐，A 级证据）。

3）伴 AF 的缺血性卒中/TIA 患者，推荐长期口服抗凝剂治疗（Ⅰ级推荐，A 级证据）。抗凝剂可选择华法林（Ⅰ级推荐，A 级证据）或新型口服抗凝剂（NOACs，如达比加群、利伐沙班或阿哌沙班，Ⅰ级推荐，B 级证据）。NOACs 的疗效不劣于或优于华法林，安全性高。

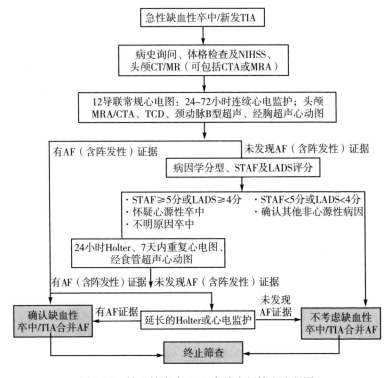

图 2-38　缺血性卒中/TIA 合并房颤筛查流程图

注：NIHSS：美国国立卫生院卒中量表；AF：心房颤动；MR：磁共振；CTA：CT 血管造影；MRA：磁共振血管造影；TCD：经颅多普勒；STAF：针对缺血性卒中患者的 AF 筛查评分；Holter：动态心电图；流程图中超声心动图对筛查 AF 没有直接帮助，但可帮助检出左心耳有无附壁血栓，发现其他心源性卒中证据

4）伴 AF 的缺血性卒中/TIA 患者口服华法林过程中，应定期监测 INR 并调整华法林剂量，INR 目标值为 2.0~3.0（Ⅰ级

推荐，A 级证据）。

5）对口服抗凝剂有禁忌、不依从或无条件使用者，推荐使用抗血小板治疗（Ⅰ级推荐，A 级证据）。氯吡格雷联合阿司匹林的疗效优于单用阿司匹林，但增加大出血风险，有一定的净效益（Ⅱ级推荐，B 级证据）。

6）对于出血风险高（大面积梗死、出血转化、血压控制不佳或存在出血倾向）的患者，可在缺血性卒中或 TIA 神经缺损症状出现 14 天后启动抗凝治疗，否则应在 14 天内开始治疗。

CHADS$_2$ 评分及 CHA$_2$DS$_2$-VASc 评分可评估房颤患者的卒中发生风险，从而指导患者的防治策略，HAS-BLED 评分可评估抗凝治疗的出血风险，量表内容详见"卒中相关量表"章节。HAS-BLED 评分大于 3 分者仍可因抗栓治疗而获益，但应积极控制出血的危险因素，严密监测。

（2）其他心脏疾病患者的管理：

1）伴有急性心肌梗死的缺血性卒中/TIA 患者，影像学检查发现左室附壁血栓形成，推荐给予至少 3 个月的华法林口服抗凝治疗（目标 INR 值为 2.5；范围 2.0~3.0）。如无左室附壁血栓形成，但发现前壁无运动或异常运动，也应考虑给予 3 个月的华法林口服抗凝治疗（目标 INR 值为 2.5；范围 2.0~3.0）。

2）对于有风湿性二尖瓣病变但无心房颤动及其他危险因素（如颈动脉狭窄）的缺血性卒中/TIA 患者，推荐给予华法林口服抗凝治疗（目标 INR 值为 2.5；范围 2.0~3.0）。对于已使用华法林抗凝治疗的风湿性二尖瓣疾病患者，发生缺血性卒中/TIA 后，不应常规联用抗血小板治疗。但在使用足量的华法林治疗过程中仍出现缺血性脑卒中或 TIA 时，可加用阿司匹林抗血小板治疗。

3）不伴有心房颤动的非风湿性二尖瓣病变或其他瓣膜病变

（局部主动脉弓、二尖瓣环钙化、二尖瓣脱垂等）的缺血性卒中/TIA 患者，可以考虑抗血小板聚集治疗。

4）对于植入人工心脏瓣膜的缺血性卒中/TIA 患者，推荐给予长期华法林口服抗凝治疗。对于已经植入人工心脏瓣膜的既往有缺血性卒中/TIA 病史的患者，在充分华法林基础上若仍出现缺血性卒中/TIA 发作，若患者出血风险低，可在华法林基础上加用阿司匹林。

3. 出血转化及脑出血后的抗栓治疗　在心源性脑栓塞、大面积脑梗死、占位效应、早期低密度征、年龄大于 70 岁、应用抗栓药物或溶栓药物等会增加梗死后出血转化的风险。溶栓后出血转化对抗栓药物的处理见"静脉溶栓操作程序"章节的"并发症处理"。

脑出血之后的抗栓治疗：颅内出血，蛛网膜下腔出血或硬膜下血肿的患者，在出血后 1~2 周内应该停用所有抗凝药和抗血小板药，必要时用适当的药物翻转抗凝剂的效应（例如维生素 K，新鲜冷冻血浆）；如需恢复或启动抗栓治疗建议在发病 1 周后开始。

蛛网膜下腔出血，只有在破裂的动脉瘤被夹闭绝对安全后才可以重新开始口服抗凝药物；对于 MRI 上显示的脑叶出血、微出血灶和可疑的大脑淀粉样血管病的患者，重新使用抗凝药物，脑出血复发风险会升高，临床应谨慎应用。

4. 血压管理　高血压是缺血性和出血性卒中非常重要的危险因素。2014 年美国心脏学会/美国卒中学会（AHA/ASA）发布的《缺血性卒中/TIA 二级预防指南》关于高血压的治疗推荐如下：

（1）以往无治疗的缺血性卒中或 TIA 患者，发病数日后，若收缩压 ≥ 140 mmHg 舒张压 ≥ 90 mmHg，应启动降压治疗（Ⅰ级推荐，B 级证据）。对于血压<140/90mmHg 的患者，降压

治疗的获益不明。（Ⅱb，C）（更新的推荐）。

（2）既往有明确高血压且接受降压治疗的缺血性卒中或TIA 患者，为预防卒中复发和其他血管性事件，如果没有绝对禁忌，应在发病数日后恢复降压治疗。（Ⅰ，A）（更新的推荐）。

（3）血压下降的目标值和幅度仍不明确，应该个体化，达到收缩压<140 mmHg 和舒张压<90 mmHg 是合理的（Ⅱa，B）。对近期有腔隙性卒中且无大动脉狭窄的患者，保持收缩压<130 mmHg 可能是合理的（Ⅱb，B）（更新的推荐）。

（4）达到推荐的血压下降水平的最佳药物尚不确定，因药物间的直接比较很有限。现有数据提示利尿剂或利尿剂联合ACEI 是有用的（Ⅰ，A）。

（5）降压药物和目标值的选择应个体化，依据药理学特性、作用机制，并考虑到特定的药物适合患者伴随的特定情况（如颅外脑血管闭塞性疾病、肾功能损害、心脏病和糖尿病）（Ⅱa，B）。

长效 CCB 不仅有较好的平稳降压作用，还有明确的抗动脉粥样硬化作用。因此，长效 CCB 可作为高血压伴有动脉粥样硬化性脑血管疾病的首选药物。血管紧张素转化酶抑制剂（ACEI）和血管紧张素受体阻断剂（ARBs）除了降血压之外，还通过抑制血管紧张素Ⅱ介导的血管收缩和血管平滑细胞增殖、改善内皮功能、提高纤维蛋白溶解等作用来预防卒中的发生。相关研究表明，使用 ACEI 或 ARBs 可降低 2 型糖尿病的发病风险，还可减缓糖尿病肾病的进展。

5. 血脂管理　2014 年美国 AHA/ASA《缺血性卒中/TIA 二级预防指南》对于血脂管理的推荐，同 2013 年美国心脏病学会/美国心脏学会（ACC/AHA）发布的《2013ACC/AHA 控制血液胆固醇降低成人动脉粥样硬化性心血管疾病（ASCVD）风险指南》的防治理念基本一致。

ASCVD 包括急性冠脉综合征、心肌梗死病史、稳定或不稳定心绞痛、冠状动脉或其他血管重建术、动脉粥样硬化源性卒中或 TIA、动脉粥样硬化源性周围动脉疾病。

指南中关于血脂治疗有几个重要变化：①动脉粥样硬化性缺血性卒中/TIA 是高危人群，应积极进行基于他汀的抗动脉粥样硬化药物治疗。②启动他汀不再依据基线 LDL-C 水平，而是对他汀治疗确切获益的 4 类人群，推荐合适强度的他汀治疗。③不再设定 LDL-C 治疗的目标值。推荐定期评估血脂水平，仅用于了解患者依从性，及不同强度他汀治疗是否达到相应的治疗强度。④新指南明确了不同他汀的不同剂量，达到的治疗强度不同（表 2-22）。

表 2-22　不同强度他汀类药物治疗

他汀类药物	每日剂量（mg）		
	高强度	中等强度	低强度
阿托伐他汀	40~80	10（20）	
瑞舒伐他汀	20（40）	（5）10	
辛伐他汀		20~40	10
普伐他汀		40（80）	10~20

对他汀治疗确切获益的 4 类人群：①已存在 ASCVD 的患者进行二级预防：≤75 岁且无禁忌证，用高强度他汀；>75 岁，用中等强度他汀类药物；②原发性 LDL-C ≥ 4.93mmol/L（190mg/dl）且≥21 岁患者的一级预防：若无禁忌证，用高强度他汀类药物；③糖尿病患者，40~75 岁、LDL-C 为 1.8~4.9mmol/L（70~189mg/dl）：若无禁忌证，用中等强度他汀类药物；④无 ASCVD 或糖尿病、年龄 40~75 岁、LDL-C 为 1.8~

4.9mmol/L（70~189mg/dl），10年ASCVD风险≥7.5%的患者：若无禁忌证，用中到高强度他汀类药物治疗。

2014《中国缺血性脑卒中和短暂性脑缺血发作二级预防指南》对于脂代谢异常的推荐意见：

（1）对于非心源性缺血性脑卒中或TIA患者，无论是否伴有其他动脉粥样硬化证据，推荐高强度他汀类药物长期治疗以减少脑卒中和心血管事件的风险（Ⅰ级推荐，A级证据）。有证据表明当LDL-C下降≥50%或LDL-C≤1.8mmol/L（70mg/dl）时，二级预防更有效（Ⅱ级推荐，B级证据）。

（2）对于LDL-C≥2.6mmol/L（100mg/dl）的非心源性缺血性脑卒中或TIA患者，推荐强化他汀类药物治疗以降低脑卒中和心血管事件的风险（Ⅰ，A）；对于LDL-C<2.6mmol/L（100mg/dl）的缺血性脑卒中/TIA患者，目前尚缺乏证据，推荐强化他汀类药物治疗（Ⅱ，C）。

（3）由于颅内大动脉粥样硬化性狭窄（狭窄率70%~99%）导致的缺血性脑卒中或TIA患者，推荐高强度他汀类药物长期治疗以减少脑卒中和心血管事件的风险，推荐目标值为LDL-C≤1.8mmol/L（70mg/dl）（Ⅰ，B）。颅外大动脉狭窄导致的缺血性脑卒中或TIA患者，推荐高强度他汀类药物长期治疗以减少脑卒中和心血管事件的风险（Ⅰ，B）。

（4）长期使用他汀类药物治疗总体上是安全的。有脑出血病史的非心源性缺血性脑卒中或TIA患者应权衡风险和获益合理使用（Ⅱ，B）。

（5）他汀类药物治疗期间，如果监测指标持续异常并排除其他影响因素，或出现指标异常相应的临床表现，应及时减药或停药观察（参考：肝酶超过3倍正常值上限，肌酶超过5倍正常值上限，应停药观察）；老年患者或合并严重脏器功能不全的患者，初始剂量不宜过大（Ⅱ，B）。

6. 血糖管理　2014 年美国 AHA/ASA《缺血性卒中/TIA 二级预防指南》对血糖的管理推荐：在缺血性卒中和 TIA 后，所有的患者应该尽可能应用空腹血糖、HbA1c 和口服葡萄糖耐量试验，筛查糖尿病。筛查的时间应根据临床判定，急性期一般会一过性干扰血糖的测定。一般来说在发病后急性期检查 HbA1c 比其他筛查试验更为准确。

2014《中国缺血性脑卒中和短暂性脑缺血发作二级预防指南》对于血糖管理的建议基本同上述美国指南，同时建议：对于糖尿病或糖尿病前期的患者，进行生活方式和（或）药物干预，推荐 HbA1c 治疗目标为<7%。对于缺血性卒中/TIA 患者，在降糖治疗时，应充分考虑患者自身的情况和药物安全性，制定个体化的血糖控制目标，警惕低血糖事件带来的危害，避免低血糖的发生。

7. 代谢综合征管理　美国心脏学会（AHA）对代谢综合征的诊断需要至少满足以下任意三点：

（1）腹围增加：亚太人群，腰围 > 90cm（男），> 80cm（女）。

（2）血三酰甘油≥1.7mmol/L（150 mg/dl）。

（3）HDL-C < 1.0 mmol/L（40mg/dl）（男）或 HDL-C < 1.3mmol/L（50mg/dl）（女）。

（4）收缩压≥130mmHg 或舒张压≥85mmHg。

（5）空腹血糖≥5.6mmol/L（100mg/dl）。

对合并代谢综合征的缺血性卒中或 TIA 患者，应积极控制异常成分，尤其是血脂异常和高血压；此外，还应调整生活方式，包括饮食控制、增加运动和减重。

8. 血同型半胱氨酸管理　高同型半胱氨酸是尚未完全证实的卒中潜在危险因素。高同型半胱氨酸血症定义：空腹血浆同型半胱氨酸水平≥16μmol/L。对于缺血性卒中或 TIA 患者合并高同型半胱氨酸血症，通过给予维生素 B_6、维生素 B_{12} 和叶酸治疗降低同型半胱氨酸水平是否可以预防卒中，目前仍无有力证据。

9. 特殊原因的缺血性卒中/TIA 治疗

（1）对于合并主动脉弓粥样硬化斑块的缺血性卒中或 TIA 患者，应给予抗血小板和他汀药物治疗。

（2）对于合并颅外颈动脉或椎动脉夹层的缺血性卒中或 TIA 患者，可至少给予 3~6 个月的抗血小板或抗凝治疗；若给予最佳药物治疗仍出现明确的脑缺血复发事件，可以考虑支架置入术或外科手术。

（3）对于合并卵圆孔未闭（PFO）的缺血性卒中或 TIA 患者：如无法使用抗凝治疗，应给予抗血小板治疗；对于合并 PFO 和静脉来源血栓的缺血性卒中或 TIA 患者，推荐抗凝治疗，如果存在抗凝治疗禁忌，可考虑给予下腔静脉滤器；PFO 不伴深静脉血栓的缺血性卒中或 TIA 患者，不建议行 PFO 封堵术，若伴有深静脉血栓时，可考虑 PFO 封堵术。

（4）烟雾病患者发生缺血性卒中或 TIA 时，应首先考虑颅内外血管重建手术治疗；无法手术者，建议口服抗血小板治疗。

（5）对凝血功能异常没有使用抗凝治疗的缺血性卒中或 TIA 患者，应予抗血小板治疗。

（6）对缺血性卒中或 TIA 患者，抗磷脂抗体检测异常，但没有达到抗磷脂抗体综合征的诊断标准，或虽然达到抗磷脂抗体综合征的诊断标准，但还没开始给予抗凝治疗，应给予抗血小板药物。

（7）对合并镰状细胞病的缺血性卒中或 TIA 患者，应慢性输血将血红蛋白 S 控制于低于总血红蛋白的 30%。

10. 大动脉粥样硬化性脑卒中/TIA 患者的治疗策略

（1）缺血性卒中/TIA 患者合并颅外段颈动脉狭窄：

1）首先应对所有发生过缺血性卒中/TIA 伴有颈动脉狭窄患者进行最佳的药物治疗。包括抗血小板治疗、他汀类药物治疗和其他危险因素干预。

2）对于近期发生缺血性卒中/TIA 合并同侧颈动脉颅外段严重狭窄（70%~99%）的患者，如果预计围术期死亡和卒中复发<6%，推荐进行 CEA 或 CAS 治疗。CEA 或 CAS 的选择应依据患者个体化情况。

3）对于近期发生缺血性卒中/TIA 合并同侧颈动脉颅外段中度狭窄（50%~69%）的患者，如果预计围术期死亡和卒中复发<6%，推荐进行 CEA 或 CAS 治疗。CEA 或 CAS 的选择应依据患者的个体情况。

4）颈动脉颅外段狭窄程度<50%时，不推荐行 CEA 或 CAS 治疗。

5）当缺血性卒中/TIA 患者有行 CEA 或 CAS 的治疗指征时，如果无早期再通禁忌证，应在 2 周内进行手术。

（2）缺血性卒中/TIA 患者合并颅外段椎动脉、锁骨下动脉和头臂干狭窄：

1）首先应对所有发生过缺血性卒中/TIA 伴有颅外椎动脉、锁骨下动脉或头臂干狭窄患者进行最佳的药物治疗。包括抗血小板治疗、他汀类药物治疗和其他危险因素干预。

2）最佳的药物治疗无效时，可选择支架置入术或外科手术作为内科药物治疗辅助技术手段。

（3）缺血性卒中/TIA 患者合并颅内动脉狭窄：

1）首先应对所有发生过缺血性卒中/TIA 伴有颅内动脉狭窄患者进行最佳的药物治疗。包括抗血小板治疗、他汀类药物治疗和其他危险因素干预。

2）对于症状性颅内动脉粥样硬化性狭窄≥70%的缺血性卒中/TIA 患者，在标准内科药物治疗无效的情况下，在严格和慎重选择患者的情况下，可选择血管内介入治疗作为内科药物治疗的辅助技术手段。

上述为2014《中国缺血性脑卒中和短暂性脑缺血发作二级预防指南》对症状性大动脉粥样硬化性缺血性脑卒中或 TIA 的治疗推荐。

第三章　短暂性脑缺血发作

一、短暂性脑缺血发作定义

随着人们对短暂性脑缺血发作（transient ischemic attack，TIA）认识程度的逐步深入以及神经影像学技术的快速发展，TIA 的定义也几经变化。目前在临床上应用比较广泛的定义主要由两个：

1. 基于时间的传统定义　TIA 是由于血管原因所致的突发性局灶性神经功能（脑、脊髓或视网膜）障碍，持续时间 <24 小时。

2. 基于组织学的新定义　TIA 是由脑、脊髓或视网膜缺血引起的短暂性神经功能障碍，不伴有急性脑梗死。

传统定义与新定义的比较见表 3-1。

表 3-1　TIA 传统定义与新定义比较

	传统定义	新定义
诊断依据	症状持续时间	是否有组织学损伤
时间限定	症状持续时间不超过 24 小时或 1 小时	无时间限定

	传统定义	新定义
预后评价	短暂缺血症状是良性的过程	短暂缺血症状可引起永久脑损伤
诊断途径	注重症状持续过程而非病理学证据	通过影像学手段评价脑损伤的程度及原因
干预	对急性脑缺血的干预比较消极	提倡对急性脑缺血的早期积极干预
病理界定	对缺血性脑损伤的界定模糊	更确切地反映是否存在缺血性脑组织损伤
TIA 与卒中的关系	与"心绞痛"和"心梗"的关系不统一	与"心绞痛"和"心梗"的关系一致

二、TIA 的操作建议

1. 从本质上来说，TIA 和脑梗死是缺血性脑损伤这一动态过程的不同阶段。建议在急诊时，对症状持续≥30 分钟者，应按急性缺血性卒中流程开始紧急溶栓评估，在 4.5 小时内应考虑溶栓治疗。

2. 在有条件的医院，建议尽可能采用弥散加权磁共振（DWI）作为主要诊断技术手段，如未发现脑急性梗死证据，诊断为影像学确诊 TIA。如有明确的脑急性梗死证据，则无论发作时间长短均不再诊断为 TIA。对无急诊 DWI 诊断条件的医院，尽快、尽可能采用其他结构影像学检查，对于 24 小时内发现脑相应部位急性梗死证据者，诊断为脑梗死，未发现者诊断为临床确诊 TIA。

3. 对于社区为基础的流行病学研究，鉴于常规采用组织学标准诊断不具有临床可操作性，同时考虑到与国际上、既往流行病学研究数据的可比性和延续性，建议仍采用传统24小时的定义，诊断为临床确诊TIA。

三、TIA 的病因与发病机制

目前短暂性脑缺血的病因与发病机制尚未完全明确。一般认为，TIA 病因与发病机制常分为2种类型：血流动力学型和微栓塞型。

血流动力学型：TIA 是在动脉严重狭窄基础上血压波动导致的远端一过性脑供血不足引起的，血压低的时候发生TIA，血压高的时候症状缓解，这种类型的TIA占很大一部分。

微栓塞型：分为心源性栓塞和动脉-动脉源性栓塞。动脉-动脉源性栓塞是由大动脉源性粥样硬化斑块破裂所致，斑块破裂后脱落的栓子会随血流移动，栓塞远端小动脉，如果栓塞后栓子很快发生自溶，即会出现一过性缺血发作。心源性栓塞型TIA 的发病机制与心源性脑梗死相同，其发病基础主要是心脏来源的栓子进入脑动脉系统引起血管阻塞，如栓子自溶则形成心源性TIA。微栓塞型与血流动力学型TIA 的临床鉴别见表3-2。

表 3-2　血流动力学型与微栓塞型 TIA 的临床鉴别要点

临床表现	血流动力学型	微栓塞型
发作频率	密集	稀疏
持续时间	短暂	较长
临床特点	刻板	多变
血管特征	有脑动脉狭窄>50%的证据	有房颤等心脏疾病或 TCD 发现微栓子信号

四、TIA 是重要的医学急症

传统观点认为 TIA 为"良性、可逆性脑缺血综合征",复发风险低于完全性、致残性卒中。然而,研究表明,TIA 早期发生卒中的风险很高,TIA 患者 7 天内的卒中风险为 4%~10%,90天卒中发生风险为 10%~20%(平均为 11%),其中,$ABCD^2$ 评分>3 分的高危患者 90 天卒中风险高达 14% 以上。而急性卒中90 天内卒中复发的风险为 2%~7%(平均为 4%),显著低于TIA 患者。因此,TIA 是严重的、需紧急干预的"卒中预警"事件,是重要的急症,同时也是二级预防的最佳时机。有待临床医师更新观念,加强重视。

五、TIA 的危险分层及早期临床评估

早期开展危险分层、优化医疗资源配置、紧急启动 TIA 的临床评估与二级预防,可显著降低早期卒中的发病率以及高复发风险。常用的 TIA 早期卒中危险分层工具为 ABCD 评分系统(表 3-3,表 3-4)。2007 年 Johnston 等结合加利福尼亚评分及ABCD 评分提出了 $ABCD^2$ 评分,依照这种模型,高危、中危和低危的患者在 TIA 后 2 天内发生卒中的比率分别为(评分 6~7)8.1%,(评分 4~5)4.1% 和(评分 0~3)1.0%。研究显示$ABCD^2$ 评分能很好地预测 TIA 短期卒中的风险,目前在临床应用最为广泛。最新的研究表明,在 $ABCD^2$ 评分基础上增加 TIA发作频率与影像学检查($ABCD^3$ 和 $ABCD^3$-I),能更有效地评估TIA 患者的早期卒中风险,但受限于影像检查的快速获取。建议疑似 TIA 的患者应早期行 $ABCD^2$ 评估,并尽早进行全面检查与评估。评估的主要目的是判断导致 TIA 的病因和可能的发病

机制。

表 3-3　ABCD 评分系统

		ABCD	ABCD^2	ABCD^3	ABCD^3-I
年龄（A）	≥60 岁	1 分	1 分	1 分	1 分
血压（B）	血压≥140/90 mmHg	1 分	1 分	1 分	1 分
临床症状（C）	一侧肢体无力	2 分	2 分	2 分	2 分
	言语障碍，不伴无力	1 分	1 分	1 分	1 分
症状持续时间（D）	≥60 分钟	2 分	2 分	2 分	2 分
	10~59 分钟	1 分	1 分	1 分	1 分
糖尿病（D）	有	×	1 分	1 分	1 分
双重（7 天内）TIA 发作（D）	有	×	×	2 分	2 分
影像学检查（I）	同侧颈动脉狭窄*≥50%	×	×	×	2 分
	DWI 出现高信号				2 分
总分		0~6 分	0~7 分	0~9 分	0~13 分

表 3-4　不同 ABCD 评分系统采用的不同危险分层分值

	低危	中危	高危
ABCD	0~2	3~4	5~6
ABCD^2	0~3	4~5	6~7
ABCD^3	0~3	4~5	6~9
ABCD^3-I	0~3	4~7	8~13

六、尽早启动二级预防，有效减少卒中复发

在患者 TIA 发作后 2~7 天为卒中的高风险期，因此早期诊断与治疗是降低卒中风险的关键。优化医疗资源配置，建立基于以 $ABCD^2$ 评分评估危险分层的急诊医疗模式，尽早启动 TIA 的评估与二级预防，可显著降低 TIA 患者的卒中风险。

2007 年发表的 SOS-TIA（A transient ischemic attack clinic with round-the-clock access）研究是一项前瞻性观察性研究。这项研究的目的是调查对 TIA 患者进行快速评估、治疗能否减少卒中复发风险。该研究入组 1085 例症状发作 24 小时内的疑似 TIA 门诊患者，对其进行快速评估和诊断，对轻微卒中、肯定或可疑 TIA 患者立即给予抗血栓治疗。结果显示确诊的 TIA 患者 90 天卒中发生率为仅为 1.24%，远低于通过 $ABCD^2$ 预测的 5.96%。

EXPRESS（Effect of urgent treatment of transient ischemic attack and minor stroke on early recurrent stroke）研究是一项前后对照研究。研究包括两个阶段，第一阶段入组 310 例 TIA 患者（2002 年 4 月至 2004 年 9 月），治疗方式采取 TIA 门诊预约，首诊医生推荐治疗；第二阶段入组 281 例患者（2004 年 10 月后），采取取消预约，建立 TIA 门诊，确诊 TIA 后立即给予治疗。结果显示对 TIA 患者进行早期积极干预治疗，可降低 90 天卒中发生风险达 80%，且未增加出血等不良事件，同时早期积极的强化干预可显著减少患者的住院天数、住院费用和 6 个月的残疾率。

上述两项研究结果显示，TIA 患者的二级预防应从急性期就开始实施。TIA 门诊的建立是行之有效的措施。《中国缺血性脑卒中和短暂性脑缺血发作二级预防指南 2014 》和《中国急性缺

血性脑卒中诊治指南 2014》也均强调：二级预防应从急性期就开始实施。旨在提醒广大神经科医生要准确把握 TIA 二级预防启动的最佳时机，前移二级预防的关口，规范二级预防治疗。

七、TIA 的全面检查及评估

1. 一般检查　评估包括心电图、全血细胞计数、血电解质、肾功能及快速血糖和血脂测定。

2. 血管检查　所有 TIA 患者均应尽快进行血管评估，颈动脉血管超声和经颅多普勒超声（TCD）可发现颅内外大血管病变。利用 CT 血管成像（CTA）、磁共振血管成像（MRA）和数字减影血管造影（DSA）等血管成像技术可获得较为准确的结果。DSA 是颈动脉行动脉内膜剥脱术（CEA）和颈动脉血管成形和支架植入术（CAS）术前评估的金标准。

3. 侧支循环代偿及脑血流储备评估　应用 DSA、脑灌注成像（如 CT 灌注成像 CTP、磁共振灌注加权成像 PWI）和 TCD 检查等评估侧支循环代偿及脑血流储备，对于判断是否存在低灌注及指导治疗有一定价值。

4. 易损斑块的检查　易损斑块是动脉栓子的重要来源。颈部血管超声、血管内超声、高分辨 MRI 及 TCD 微栓子监测有助于对动脉粥样硬化的易损斑块进行评价。

5. 心脏评估　疑为心源性栓塞时，或>45 岁患者颈部和脑 MRA 检查及血液学筛查未能明确病因者，TIA 发病后应尽快进行多种心脏检查。当最初脑影像检查和心电图不能确定病因时，应进行长时程心电监测或 Holter 监测。对于可疑 TIA 的患者（尤其是其他检查不能确定病因时），应行经胸超声心动图（TTE）。经食管超声心动图（TEE）检查可用于诊断卵圆孔未闭、主动脉弓粥样硬化、瓣膜病，识别这些情况可能改变治疗决策。

6. 根据病史做其他相关检查。

八、TIA 的评价流程

TIA 后卒中风险高，因此新发 TIA 按急症处理，如果患者在症状发作 72 小时内并存在以下情况之一者，建议入院治疗：① $ABCD^2$ 评分 ≥3 分；② $ABCD^2$ 评分 0~2 分，但不能保证 2 天之内能在门诊完成系统检查的患者；③ $ABCD^2$ 评分 0~2 分，但有其他证据提示症状由局部缺血造成；④ $ABCD^2$ 评分 0~2 分，但存在心源性证据需要紧急抗凝治疗（图 3-1）。

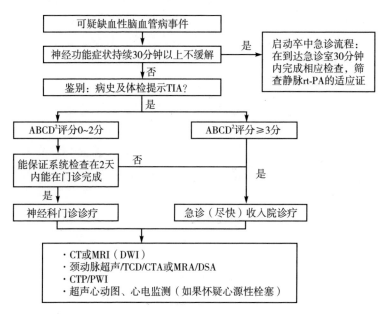

图 3-1 TIA 早期评价与诊断流程

九、TIA 的治疗

(一) 危险因素的控制

1. 高血压　既往未接受降压治疗的 TIA 患者，若发病后数日收缩压 ≥ 140mmHg 或舒张压 ≥ 90mmHg，应启动降压治疗。TIA 患者的降压治疗目标值尚不明确，应根据患者具体情况确定。一般认为应将其血压控制在 140/90mmHg。既往存在高血压并接受降压治疗的 TIA 患者，为预防卒中复发和其他血管事件，应在数日后恢复降压治疗。

一些生活方式改变可降低血压，也是全方面降压治疗的合理组成部分。这些改变包括限盐、减重、摄取富含水果、蔬菜和低脂产品的饮食、规律的有氧运动以及限制酒精摄入。

特定药物的选择和降压的目标值应当个体化。根据药理特性、作用机制、每个患者的特点（如颅外脑血管闭塞性疾病、肾功能损害、心脏病和糖尿病），选择服用某些特定的药物。

2. 血脂异常　在动脉粥样硬化源性 TIA 患者中，不论 LDL-C 是否达标，有或无其他临床动脉粥样硬化性疾病（ASCVD）证据，均推荐接受高强度他汀治疗，以减少卒中和心血管事件。他汀类药物治疗期间，如果监测指标持续异常并排除其他影响因素，或出现指标异常的相应临床表现，应及时减药或停药观察（参考：肝酶超过 3 倍正常值上限，肌酶超过 5 倍正常值上限，应停药观察）；老年人或合并严重脏器功能不全的患者，初始剂量不宜过大。

对缺血性卒中/TIA 合并其他 ASCVD 患者，应根据 2013ACC/AHA 胆固醇管理指南（详见"缺血性卒中二级预防"章节）进行管理包括改变生活方式、饮食控制和推荐的药物治疗。

高强度他汀治疗包括：阿托伐他汀 40~80 mg/d；或者瑞舒伐他汀 20 mg/d。

3. **糖代谢异常** TIA 发生后，所有患者应通过快速血糖检测、糖化血红蛋白或口服葡萄糖耐量试验进行糖尿病筛查。由于急性疾病可能暂时扰乱血糖检测，因此，应根据临床综合判断选择检测方法和时机。一般来说，在临床事件发生后立即检测糖化血红蛋白比其他筛选测试更准确。TIA 患者，如有糖尿病，根据当前的指南进行血糖控制和心血管危险因素管理。

此外，还应进行戒烟戒酒、体育锻炼等危险因素的控制。

（二）心源性栓塞性 TIA 的抗栓治疗

1. 心房颤动

（1）对伴有心房颤动（包括阵发性）的缺血性脑卒中或 TIA 患者，推荐使用适当剂量的华法林口服抗凝治疗，预防再发的血栓栓塞事件。华法林的目标剂量是维持 INR 在 2.0~3.0。

（2）新型口服抗凝剂可作为华法林的替代药物，新型口服抗凝剂包括达比加群、利伐沙班、阿哌沙班以及依度沙班，选择何种药物应考虑个体化因素。

（3）伴有心房颤动的缺血性脑卒中或 TIA 患者，若不能接受口服抗凝药物治疗，推荐应用阿司匹林单药治疗。也可以选择阿司匹林联合氯吡格雷抗血小板治疗。

（4）伴有心房颤动的缺血性脑卒中或 TIA 患者，应根据缺血的严重程度和出血转化的风险，选择抗凝时机。建议出现神经功能症状 14 天内给予抗凝治疗预防脑卒中复发，对于出血风险高的患者，应适当延长抗凝时机。

（5）缺血性脑卒中或 TIA 患者，尽可能接受 24 小时的动态心电图检查。对于原因不明的患者，建议延长心电监测时间，以确定有无抗凝治疗指征。

2. 其他心源性栓塞

（1）伴有急性心肌梗死的 TIA 患者，影像学检查发现左室附壁血栓形成，推荐给予至少 3 个月的华法林口服抗凝治疗（目标 INR 值为 2.5；范围 2.0~3.0）。如无左室附壁血栓形成，但发现前壁无运动或异常运动，也应考虑给予 3 个月的华法林口服抗凝治疗（目标 INR 值为 2.5；范围 2.0~3.0）。

（2）对于有风湿性二尖瓣病变但无心房颤动及其他危险因素（如颈动脉狭窄）的 TIA 患者，推荐给予华法林口服抗凝治疗（目标 INR 值为 2.5；范围 2.0~3.0）。对于已使用华法林抗凝治疗的风湿性二尖瓣疾病患者，发生 TIA 后，不应常规联用抗血小板治疗。但在使用足量的华法林治疗过程中仍出现缺血性脑卒中或 TIA 时，可加用阿司匹林抗血小板治疗。

（3）不伴有心房颤动的非风湿性二尖瓣病变或其他瓣膜病变（局部主动脉弓、二尖瓣环钙化、二尖瓣脱垂等）的 TIA 患者，可以考虑抗血小板聚集治疗。

（4）对于植入人工心脏瓣膜的 TIA 患者，推荐给予长期华法林口服抗凝治疗。对于已经植入人工心脏瓣膜的既往有 TIA 病史的患者，在充分华法林基础上若仍出现 TIA 发作，若患者出血风险低，可在华法林基础上加用阿司匹林。

（三）非心源性栓塞性 TIA 的抗血小板治疗

见"缺血性卒中二级预防"章节中"非心源性缺血性卒中和 TIA 的抗栓治疗"

（四）大动脉粥样硬化性 TIA 治疗

见"缺血性卒中二级预防"章节中"大动脉粥样硬化性脑卒中或 TIA 患者的治疗策略"。

第四章　脑　出　血

一、脑部出血概述

1. **分类**　脑部出血按传统分类分为四种：脑内出血、蛛网膜下腔出血、硬膜下出血及硬膜外出血（表 4-1）。根据 2013 年美国心脏学会/美国卒中学会（AHA/ASA）更新的卒中定义，出血性卒中不包括硬膜下出血和硬膜外出血。

2. **病因**　脑内出血常见的病因有：高血压、动脉瘤破裂、动静脉畸形、淀粉样脑血管病等。蛛网膜下腔出血通常与动脉瘤破裂及动静脉畸形相关。外伤通常导致硬膜外、硬膜下出血，硬膜下出血则是由硬脑膜与蛛网膜间的静脉出血引起，出血速度通常很慢，常在几天、几周甚至几个月形成。硬膜外出血则是与外伤后脑膜动脉撕裂引起，血肿可在几小时至几天内于颅骨和硬脑膜之间迅速形成。

3. **表现**　脑出血患者症状突发，通常表现为头痛、呕吐、意识水平下降等全脑症状，同时伴有局灶性神经系统缺损体征，头颅 CT 发现脑内相应部位（出血病灶通常在脑深部，而梗死病灶通常在浅表）高密度病灶，提示脑内出血。有些患者无神经系统局灶体征，头颅 CT 发现脑池、蛛网膜下腔、脑室内有高密度影，则提示蛛网膜下腔出血、脑室内出血。

4. **治疗**　明确出血性病变后，还须明确出血部位、病因、出血量，有助于正确诊断和治疗。蛛网膜下腔出血患者，治疗的首要目的是防治动脉瘤再次破裂出血；脑出血患者发生再出血的可能性较小，治疗的首要目的是控制出血，并限制或减轻血肿对周围组织的压迫。硬膜下/硬膜外出血的患者，外科手术引流是最主要的治疗方法。

表 4-1   不同类型脑部出血临床特征

	脑内出血（非创伤性）	蛛网膜下腔出血	硬膜下/硬膜外出血
危险因素	最常见高血压，其次脑血管淀粉样变性、脑血管畸形、动脉瘤等	最常见动脉瘤或动静脉畸形	最常见头部外伤
出血部位	脑组织任何部位，常见于深部（壳核、内囊、丘脑、脑桥、小脑）	蛛网膜下腔	脑外出血，常见于脑凸面
起病	症状在数分或数小时逐步进展	症状突发	一侧逐渐麻木无力
伴随症状	头痛、呕吐、意识下降等；少量出血可无头痛。局部神经功能障碍提示出血部位	严重头痛、呕吐、颈项强直等	头痛等
影像学	CT：局部高密度（亮）MRI：急性期（<24h，T1WI 暗，T2WI 亮）；亚急性期（1～5 天，T1WI/T2WI 暗）；恢复期（数月，T1WI/T2WI 亮）出血灶在脑实质，可延伸至脑表面、脑室	CT：高密度（亮）MRI：暗（T1 加权）；亮（T2 加权）诊断 SAH，MRI 不如 CT 敏感	CT：脑凸面显示高密度影（亮）MRI：硬膜下/外异常信号

续　表

药物	机制	剂量	副作用
非诺多泮	多巴胺-1 受体激动剂	$0.1 \sim 0.3 \mu g/(kg \cdot min)$	心动过速，头痛，恶心，面红，青光眼，门脉高压
硝普钠	血管扩张药（动脉/静脉）	$0.25 \sim 10 \mu g/(kg \cdot min)$	升高颅内压，心肌缺血，硫氰酸盐及氰化物中毒

3. 脑出血的颅内压升高治疗　出血体积较大者易导致颅高压，引起占位效应导致脑组织移位，而脑室内出血易引起梗阻性脑积水。为有效处理这些问题，建议对脑出血昏迷患者（GCS≤8）进行颅内压（ICP）监测及外部脑室引流（EVD）（图4-3）。

4. 脑出血的止血治疗　研究表明，高达38%的患者在发病3小时内出现血肿体积扩大，而血肿扩大是脑出血患者死亡和严重残疾的独立预测因素，因而积极探索有效控制血肿体积扩大的药物成为脑出血治疗领域新的热点之一。对高血压性脑出血患者，若无血肿明显扩大，常规无需给予止血剂。

重组活性因子Ⅶ（rFⅦa）在血友病 A 和 B 患者自发性出血或外科手术出血时可有效止血并对Ⅷ、Ⅸ的抑制因子起作用。在血友病患者推荐 rFⅦa，它可对抗因子Ⅷ进行止血。但根据FAST 研究结果，尚不支持非血友病患者脑出血急性期常规应用rFⅦa。

5. 抗凝引发脑出血的扭转治疗

（1）华法林引发出血的扭转：华法林抗凝可提高 5～10 倍脑出血的风险，并增加 ICH 患者死亡风险。停用华法林后可选择的药物如下：

1）新鲜冷冻血浆（FFP）：使 INR 正常需数小时，可造成充血性心力衰竭。

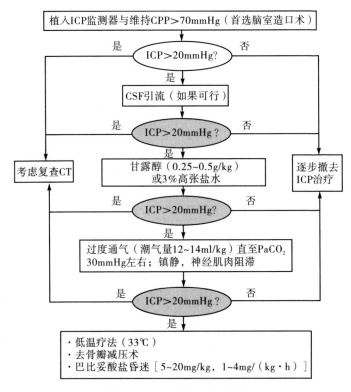

图 4-3　颅内压增高处理流程

注：CPP：脑灌注压；CSF：脑脊液；ICP：颅内压

2）凝血酶原复合物浓缩剂（PCC）：可快速使 INR 正常，但是会导致 DIC 的风险。

3）维生素 K：使 INR 正常需数小时。

4）活化凝血因子Ⅶ（rFⅦa）：①单剂量 rFⅦa 的应用在数分钟内可使 INR 正常化，大剂量可对 INR 进行持久性抑制。②在神经外科手术干预时，10~90μg/kg 剂量的 rFⅦa 在抗凝相关

ICH 患者的止血方面可取得较好的临床效果。③由于半衰期短（2.3 小时），rFⅦa 可与 FFP 及维生素 K 联合应用来维持抗凝的扭转。④该药价格昂贵，在中国人群中尚缺乏大规模试验验证，建议按照操作规程进行使用。详见下面操作规程。

（2）肝素引发出血的扭转：应用鱼精蛋白硫酸盐。

（3）血小板减少症或血小板功能异常的出血治疗：应用单剂量的去氨加压素和血小板置换。

6. 脑出血患者的抗栓类等药物使用　根据 2015 年美国心脏学会/美国卒中学会（AHA/ASA）《自发性脑出血指南》建议：非瓣膜性房颤患者建议避免长期服用抗凝药物以防增加自发性脑叶 ICH 患者复发风险；非脑叶性 ICH 患者可以应用抗凝药物，所有 ICH 患者都可应用抗血小板药物，尤其是有应用这些药物的明显指征时；抗凝药物相关性 ICH 患者重新开始口服抗凝药物的最佳时间尚不明确。在非机械性瓣膜患者中，至少在 4 周内避免口服抗凝药物。如果有使用指征，ICH 发生后数天可开始阿司匹林单药治疗，尽管其最佳使用时间尚不清楚。

目前尚无足够证据表明 ICH 患者应限制他汀类药物的使用。

7. 癫痫发作与癫痫状态的处理　无癫痫发作者无需给予预防性抗癫痫治疗；发生癫痫状态，按癫痫状态处理原则治疗。

附 1　重组凝血因子Ⅶa 扭转华法林引发脑出血的操作规程

指征：仅针对凝血因子Ⅶa 的应用，该药物可快速扭转华法林抗凝作用引起的危及生命的出血（注：该药物尚未得到 SFDA 的批准，并且也未得到大型试验的证实）。

标准：在给予重组凝血因子Ⅶa 前应核实并满足下面的标准（血液科专家的建议或符合以下全部标准）：

（1）无论 INR 值是否正常，存在威胁生命的、活动性出血。

（2）计划 24 小时行外科急诊手术。

（3）患者在前 72 小时内应用华法林。

（4）主管医生应了解以上标准及重组凝血因子Ⅶa 给予的适应证。

治疗：重组凝血因子Ⅶa 10~15μg/kg（患者体重）。2~3 小时后可给予第二次（如果第一次给予后已过 4 小时以上或需两次以上的给药，需咨询血液科专家）。

凝血因子Ⅶa 体重剂量换算表

患者体重 （kg）	剂量 （μg）	体积 （ml）	患者体重 （kg）	剂量 （μg）	体积 （ml）
30~39	350	0.6	120~129	1200	2
40~49	450	0.75	130~139	1350	2.25
50~59	550	0.9	140~149	1450	2.4
60~69	650	1.1	150~159	1550	2.6
70~79	750	1.25	160~169	1650	2.75
80~89	850	1.4	170~179	1750	2.9
90~99	950	1.6	180~189	1850	3.1
100~109	1050	1.75	190~199	1950	3.25
110~119	1150	1.9	200~209	2050	3.4

凝血因子Ⅶa 试剂及给药：将 2.2ml 注射用水加到含 1.2mg 药物的瓶中配成 600μg/ml 的液体；不要搅拌液体；轻轻摇动使其溶解；推注时间要大于 2~3 分钟。

附2： 脑出血急诊救治临床路径

1. 病史

类型　　　　　__外伤性 __ 非外伤性

癫痫发作　　　__是 __ 否

用药史　　　　__阿司匹林 __ 氯吡格雷 __ 华法林

其他　　　　　__血压 __ 糖尿病 __ 癫痫发作

2. 临床表现

气道/呼吸	__正常 __ 低氧
循环	__MAP≥130mmHg（既往高血压病史） __ MAP>110mmHg（外科手术后）
意识水平	__清醒 __ 昏睡、对话语有反应 __ 昏睡、对有害刺激有反应 __ 昏迷、对有害刺激轻微或无反应
GCS评分	睁眼反应__语言反应__肢体运动 __ = __ 分

注：格拉斯哥昏迷评分（GCS）最高分为15分，表示意识清楚；12~14分为轻度意识障碍；9~11分为中度意识障碍；8分以下为昏迷

3. 影像学表现

类型	a. 脑内 b. 脑室内 c. 蛛网膜下腔 d. 硬膜下 e. 硬膜外
部位	__左侧 __ 右侧 __ 基底节 __ 丘脑 __ 皮层或皮层下 __ 小脑 __ 脑桥
大小	__小（<30cm^3） __ 中（30~60cm^3） __ 大（>60cm^3） __ 巨大 A×B×C/2 =__ cm^3 [A：最高（cm）；B：最大前后径（cm）；C：最大内外径（cm）]
其他	__脑积水 __ 占位效应 __ 中线移位

4. 处理建议

A. 气道/呼吸-患者需要气道保护吗？

是-气管插管，PCO_2 35~40mmHg（除非脑疝，PCO_2 30~35mmHg）

B. 循环

如果收缩压>230mmHg 或舒张压>140mmHg：硝普钠 0.5~10μg/（kg·min）	维持 MAP < 130 mmHg（既往高血压）
如果收缩压 180~230mmHg，或舒张压 105~140mmHg，或 MAP≥130mmHg ● 拉贝洛尔 5~100mg/h，以 10~40mg 静推 ● 艾司洛尔 500μg/kg，维持量 50~200μg/（kg·min） ● 依那普利 0.625~1.2mg，每 6 小时可重复	维持 MAP < 100 mmHg 术后（如果外科撤离） 维持 SAP > 90mmHg，如果 <90mmHg，升压 维持 CPP>70mmHg（如果有 ICP 监测）

注：MAP，平均动脉压；SAP，收缩期动脉压；CPP，脑灌注压；ICP，颅内压

C. 血糖

血糖 < 2.8mmol/L（50mg/dl）？是 - 静脉注射 50% 葡萄糖 50ml；

否 - 无需处理

血糖>8.3mmol/L（150mg/dl）？是 - 计算胰岛素量；否 - 无需处理

D. 止血：华发林病史和 PT/INR>1.4？

是 - 扭转抗凝作用，可应用的药物有：

● 凝血酶原复合物（PCC）

● 维生素 K（1mg iv 或 10mg sq）

● 新鲜冷冻血浆（FFP）10~20ml/kg

● 凝血因子Ⅶa

E. 癫痫发作 - 癫痫发作的病史？

是 - 抗抽搐药

● 劳拉西泮（0.1mg/kg）

● 丙戊酸（15~45mg/kg）

● 苯妥英（18mg/kg）

● 磷苯妥英（15~20mg/kg）

否 - 无需处理

第五章 动脉瘤性蛛网膜下腔出血

一、临床概述

人脑的表面被覆三层膜，由内及外依次是软脑膜、蛛网膜、硬脑膜。蛛网膜与软脑膜之间的腔隙叫蛛网膜下腔，正常由无色透明的脑脊液充盈。当脑血管发生破裂时，血液流入蛛网膜下腔，即为蛛网膜下腔出血（subarachnoid hemorrhage, SAH）。

蛛网膜下腔出血包括自发性和外伤性，自发性又分为原发性和继发性。原发性 SAH 即神经内科所指的 SAH，也就是狭义的 SAH，是本节要讲述的主要内容，系指脑底部或脑表面的软脑膜血管破裂出血，血液直接流入蛛网膜下腔。继发性 SAH 是指脑实质内出血，血液穿破脑组织流入蛛网膜下腔及（或）脑室。

1. 病因概要 蛛网膜下腔出血最常见于动脉瘤（先天性或动脉硬化性）或动静脉畸形，通常在血压突然增高等诱因下自发破裂出血，其他还有烟雾病、特发性中脑周围出血、颅脑损伤、高血压导致软脑膜附件的动脉破裂、血液病、肿瘤、抗凝治疗、硬脑膜静脉窦血栓等（表 5-1）。

表 5-1　蛛网膜下腔出血病因及鉴别特点

病因	比例	CT 出血部位	临床鉴别特点
动脉瘤破裂	85%	基底池；明显脑室内出血或出血蔓延至脑实质提示动脉瘤性	CT 检查
特发性中脑周围出血	10%	血液局限于中脑周围的脑池内，出血中心紧邻中脑前方	CT 检查。头痛发作较动脉瘤性出血更常呈渐进性（数分而不是数秒），意识丧失和局灶性症状少见且短暂。预后良好，恢复期短
少见病因：	5%		
动脉夹层（外伤性）		基底池	颈部创伤史，疼痛，颅神经麻痹
动静脉畸形		脑表面	CT 见动静脉畸形
硬脑膜动静脉瘘		基底池	颅骨骨折病史
脊髓血管病		基底池	后颈部、腰部疼痛
感染性动脉瘤		常见于脑表面	病史，发热
垂体瘤卒中		常阴性	视力或眼动异常；垂体瘤
可卡因滥用		基底池或表面	病史
创伤（不伴脑挫伤）		基底池或表面	病史

2. 常见发生动脉瘤的部位　动脉瘤破裂导致蛛网膜下腔出血，即动脉瘤性蛛网膜下腔出血（aneurysmal subarachnoid hemorrhage，aSAH）。动脉瘤常见的发病部位为构成 Willis 环的各大动脉交界处，近 90% 位于前循环，最常见的是颈内动脉-后交通动脉（ICA-PCoA）交界处、前交通动脉-大脑前动脉（ACoA-

ACA）交界处以及大脑中动脉（MCA）在外侧裂的分叉处；此外，ICA床突上段、胼胝体周围动脉、椎动脉-小脑后下动脉（VA-PICA）交界处以及基底动脉尖也是动脉瘤的好发部位。

此外，引起蛛网膜下腔出血的动静脉畸形常位于靠近软脑膜或脑室表面的脑实质内、脑室系统内或蛛网膜下腔中；一些大的动静脉畸形有时完全位于蛛网膜下腔中。

3. 临床特征和辅助检查

（1）临床特征：

1）症状：剧烈头痛、呕吐；短暂性意识障碍或抽搐；头昏、眩晕等。SAH发生后可导致颅内压增高、脑疝、脑积水、脑血管痉挛、脑梗死等并发症。

2）体征：脑膜刺激征（颈项强直、克氏征等）；颅神经受压表现（常见动眼神经麻痹）；视网膜前出血或眼底出血；局灶体征。

3）临床分级：常用临床分级有Hunt-Hess临床分级（表5-2）和世界神经外科学会分级（WFNS评分）（表5-3），分级越高，患者预后越差。

表 5-2　Hunt-Hess 评分：蛛网膜下腔出血（SAH）临床分级

分级 *	标准
0	未破裂动脉瘤
1	无症状，或轻度头痛，轻度颈项强直
2	中-重度头痛，颈项强直，无神经功能缺损（除外颅神经麻痹）
3	嗜睡、意识混乱、轻度局灶神经功能缺损
4	昏迷，中-重度偏瘫，可能去大脑僵直早期
5	深昏迷，去大脑强直，濒死状态

＊：对于严重的全身性疾病如高血压、糖尿病、严重动脉粥样硬化、慢性肺病，以及血管造影发现的严重血管痉挛者，评分加1分

表 5-3　世界神经外科医师联盟（WFNS）委员会的
蛛网膜下腔出血分级：WFNS 分级

WFNS 分级	GCS 评分	运动障碍
I	15	无
II	14~13	无
III	14~13	有
IV	12~7	有或无
V	6~3	有或无

（2）辅助检查：

1）计算机断层成像（CT）：CT 为 SAH 首选检查；发病 24小时内 CT 敏感性为 90% 以上，3 天为 80%，1 周后敏感性仅为 50%。MRI 检查不作为急性期（1 周内）检查手段。

推测出血源：前半球间裂大量积血或侧脑室出血可能是前交通动脉瘤。一侧视交叉池出血提示颈内动脉瘤－后交通动脉瘤。外侧裂最外侧出血多是大脑中动脉瘤。第四脑室出血提示小脑后下动脉与椎动脉接合处动脉瘤。

影像学分级：改良的 Fisher 分级见表 5-4，CT 影像学表现见图 5-1。

表 5-4　改良的 Fisher 分级：评估 SAH 后脑血管痉挛（CVS）风险

分级	标准
0	无 SAH 或脑室内出血
1	少量或薄层 SAH，不伴双侧脑室内出血
2	少量或薄层 SAH，伴双侧脑室内出血
3	蛛网膜下腔出血量大*，不伴双侧脑室内出血
4	蛛网膜下腔出血量大*，伴双侧脑室内出血

*：出血量大是指蛛网膜下腔某池或侧裂中血凝块厚度至少>5mm

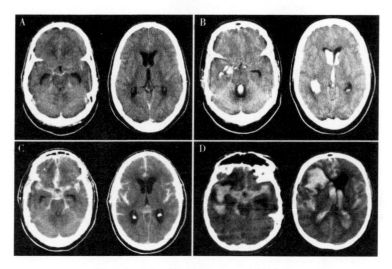

图 5-1　改良 Fisher 分级 CT 影像学表现

图 A：1 级；图 B：2 级；图 C：3 级；图 D：4 级

2）腰穿脑脊液检查：发病后 6 小时腰穿可见均匀血性脑脊液。临床怀疑动脉瘤而 CT 结果阴性时，可行此项检查。除非再发出血，多数患者的脑脊液红细胞升高及黄色变会在 2 周左右消失。

3）脑血管造影：数字减影血管造影（DSA）、磁共振血管成像（MRA）、CT 血管成像（CTA）等，可明确 SAH 的病因如动脉瘤、脑血管畸形、烟雾病等，也可提供血管痉挛、供血动脉与引流静脉、侧支循环状况等以指导治疗，其中 DSA 诊断价值最大。

二、治疗流程

SAH 明确后应遵循"稳定病情、明确病因、选择治疗"的原则进行临床管理。

　　1. 蛛网膜下腔出血的处理流程（图 5-2）

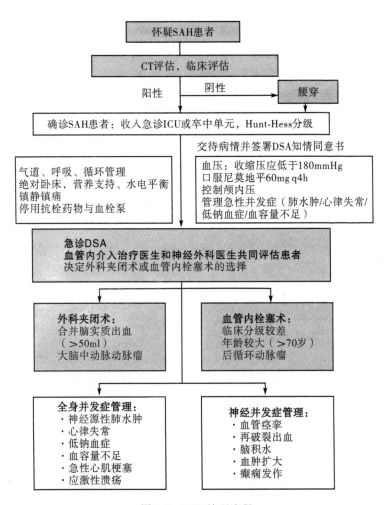

图 5-2　SAH 处理流程

2. 血管内介入治疗或外科术前准备

（1）评价意识状态，酌情收入急诊 ICU 或卒中单元。

（2）管理气道、呼吸和循环（ABCs）。

（3）交待病情并签署 DSA 知情同意书。

（4）评估患者，尽早病因治疗：如果可能，最好在 72 小时内行血管内栓塞或手术夹闭治疗，防止再出血。若手术时间推迟，可根据情况选择氨基己酸等止血药物短期治疗。

（5）血压管理：SAH 患者尤其要注意血压管理，在动脉瘤栓塞或夹闭前，收缩压应维持在 180 mmHg 以下，使用镇痛药和尼莫地平就有可能实现这一目标。如果在应用这些治疗方法后收缩压依然很高，应考虑进一步降低血压，平均动脉压应至少维持在 90 mmHg。

（6）并发症预防和处理：①脑血管痉挛：积极预防，口服/鼻饲尼莫地平 60mg，q4h，持续 21 天；不能口服者可静脉给药。②癫痫：出现行抗癫痫治疗。不建议抗癫痫药物的预防性应用。③镇痛、镇静：许多患者需要静脉应用阿片类药物镇痛，镇静应选用短效或可逆性镇静药，以免掩盖脑积水或再出血时临床症状恶化。④结合实验室及临床检查对其他并发症行对症治疗。

（7）绝对卧床，术前禁食，避免以下治疗措施：①应用地塞米松等糖皮质激素；②动脉瘤未处理前应用抗凝或抗血小板聚集药物；③应用尼古丁贴膜；④应用血栓泵。

3. 血管内介入治疗或外科手术 治疗动脉瘤性蛛网膜下腔出血时，最佳治疗方案应在神经外科与血管内介入治疗医师共同评估患者后决定。

如果栓塞或夹闭对于动脉瘤同样有效，则首选栓塞治疗。一般来说，选择夹闭还是栓塞取决于 3 个主要方面的因素：①患者情况：年龄、伴随疾病、是否伴有脑出血、SAH 等级、动脉瘤大小、部位和形状以及侧支循环情况；②操作方面：治疗中心的资质、技术技能和可用性；③多学科支持程度。

支持外科手术夹闭的因素：伴占位性脑出血（>50ml）或大脑中动脉动脉瘤。

支持血管内介入治疗（弹簧圈栓塞）的因素：年龄>70岁，临床分级较差，动脉瘤位于基底动脉顶端。

2015年美国心脏学会/美国卒中学会（AHA/ASA）发布的《未破裂颅内动脉瘤患者管理指南》指出：多国及国际性的回顾性和前瞻性研究证实，显微外科夹闭结扎可更长久地控制动脉瘤再生，但在手术致残率及死亡率、住院时间、治疗费用方面，线圈栓塞优于显微外科夹闭。因此对于特定未破裂颅内动脉瘤患者，可考虑选择血管内介入治疗代替外科夹闭治疗，特别适用于存在基底动脉尖病变或老年高危患者（Ⅱb类推荐，B级证据）。

4. 血管内介入治疗或外科术后治疗

（1）血性脑脊液引流：治疗后根据患者情况可考虑使用脑室外引流，持续蛛网膜下腔引流或重复腰穿引放脑脊液。

（2）监测与防治脑血管痉挛：

1）脑血管痉挛的特点：①血管痉挛是SAH的主要并发症。约有2/3的SAH患者会发生，多发生于分级较差的动脉瘤。②若不进行处理，迟发性缺血性神经功能缺损的预后很差：死亡率大约为1/3，还有1/3的患者会遗留终身残疾。③通常发生于发病后2~4天，在5~14天达到高峰。大多数患者的血管痉挛会在15~21天后逐渐缓解。

2）诊断及监测脑血管痉挛：①临床监测：观察患者意识水平、症状、体征变化，以及仪器监测等。②高危患者：临床分级差、低龄、出血量大和脑室及脑实质内积血、动脉瘤较大、女性，特别是（改良）Fisher分级较高患者，迟发性脑缺血发生风险高，需要密切监测。③经颅多普勒超声（TCD）是最常使用的无创方法。尤其适用于大脑中动脉和颈内动脉分支痉挛，常规 TCD 监测，1 次/日；一般而言，平均血流速度（Vm）>120cm/s，应考虑血管痉挛的可能，Vm>200cm/s 是血管痉挛的先兆。但是平均血流速度的动态改变如 Vm 增高 2 倍以上可能对血管痉挛更敏感。④其他方法：灌注 CT 或 MR、氙增强 CT 测量局部血流量及局部脑组织氧含量的测定。

3）脑血管痉挛的防治：①目前医学循证证明防治脑血管痉挛唯一有效的药物为钙拮抗剂：口服/鼻饲尼莫地平 60mg，q4h，持续 21 天。使用尼莫地平过程中出现低血压，应该调整用药的时间间隔，降低使用剂量；如果出现持续性低血压，应停药。②诱导性高血压试验（可能有效）：遵循逐渐升高的原则，同时评估不同平均动脉压水平的神经功能，以选择合理的血压水平。③维持正常血容量。④不推荐进行血液稀释治疗，除非合并红细胞增多。⑤不应该进行预防性"三高"疗法。

（3）脑积水的治疗：

1）特征：SAH 病例中有 15%～25%出现明显的脑积水并发症，包括急性梗阻性脑积水与迟发性交通性脑积水。

2）临床表现：头痛、逐渐进展性意识水平下降、精神运动减慢，短期记忆受损，向上凝视受限，第六对脑神经麻痹和下肢反射亢进、尿失禁等。急性阻塞性脑积水导致颅内压（ICP）升高时，患者可能会由于脑干受压而出现昏迷。

3）急性梗阻性脑积水：常在 SAH 7 天内出现，脑室外引流（EVD）可以挽救患者生命并迅速改善临床症状如意识状态，但是这种操作可能并发感染或诱发再出血。ICP 控制平稳 48 小时后可以中断 EVD，或在 ICP 监测下试验性间断夹闭脑室外引流管。在基底池畅通的情况下，脊椎穿刺或放置脊髓引流管也可选择。

4）迟发性脑积水：临床症状与压力正常的脑积水很难区

分，可能与 EVD 治疗时间延长紧密相关。临床表现包括痴呆，下肢活动障碍和小便失禁，并且这些症状可以通过分流术改善。

5）大约有 20% 的 SAH 患者由于持续性的脑积水需要行脑室-腹腔分流术。

（4）再出血的治疗：

1）特征：SAH 患者若未治疗，2 周时再出血达 20%，1 个月时达近 40%。SAH 患者再出血病死率高达 50%，30% 的 SAH 患者死于再出血。

2）再出血的相关因素：①Hunt-Hess 分级差；②发病时意识丧失；③动脉瘤体大；④脑室引流术。

因此动脉瘤性 SAH 的治疗目标是去除动脉瘤防止再出血。

3）预防和处理：

预防：绝对卧床，软化大便，控制血压，早期处理动脉瘤。

处理：突发头痛，伴或不伴意识障碍者，复查头 CT（可检测 80% 的再出血）；排除其他导致意识水平下降的原因；气道、呼吸与循环管理；立即考虑血管内治疗或外科夹闭手术治疗。动脉瘤暂无法手术可短期抗纤溶治疗（诊断后立即使用，72 小时内）。

（5）癫痫发作的治疗：

1）特征：约有 6%~25% 的 SAH 患者会出现，常发生在早期，7% 的患者在出院后一年可能出现反复性癫痫发作。与癫痫发作有关最重要的危险因素为局部病变，如大的蛛网膜下腔血凝块、硬膜下血肿、脑梗死。

2）处理：推荐给予抗癫痫治疗，预防癫痫相关的再出血；若患者住院期间未再出现癫痫发作，则出院后不再需要抗癫痫治疗；高风险患者危重疾病期间可给予预防性抗癫痫治疗；SAH 分级差的昏迷患者推荐连续的脑电图（cEEG）监测。

（6）未破裂动脉瘤的处理：未破裂动脉瘤患者，根据患者自身因素、动脉瘤自发性破裂风险、手术风险等决定是否手术。如下情况时，建议对未破裂动脉瘤行血管内治疗：①直径大于 7mm 的动脉瘤；②先前 SAH 病史；③症状性动脉瘤；④存在其他危险因素（包括动脉瘤的结构、生长情况、是否出现症状以及基因易感性和家族易感性）。

对于非上述条件的未破裂动脉瘤患者，应定期 MRA 或 CTA 随访。接受无创性治疗的未破裂动脉瘤患者（未接受外科及血管内介入治疗），可考虑于首次发病后 6~12 个月进行首次随访，后续可每年或每隔 1 年随访一次。

第六章　脑静脉和静脉窦血栓形成

一、概述

脑静脉和静脉窦血栓形成（cerebral venous and sinus thrombosis，CVST）是指由多种病因引起的以脑静脉回流受阻、脑脊液吸收障碍为特征的一种少见的缺血性静脉性脑卒中。

颅内静脉系统闭塞的人口学特征和危险因素与动脉系统疾病显著不同，前者以中青年居多，20~40 岁是发病高峰，常无高血压、冠心病、动脉粥样硬化疾病等病史。起病可分为急性（突然起病或 48 小时内）、亚急性（2 天到 1 个月之间）和慢性（>30 天），大多为亚急性或慢性起病。静脉血栓的表现缺乏特异性，定位症状和体征少，影像学表现经常是缺血和出血并存，且不符合动脉血管的分布特征。

近年来随着 CT、CTV、MRI、MRV 和 DSA 等技术的应用，使本病的早期诊断率明显提高，而临床早期溶栓、抗凝治疗也使本病的预后趋于良好，因而脑静脉血栓已逐渐成为神经学科新的研究热点。

二、解剖学特点

颅内静脉系统的血管更为丰富，且具有丰富的吻合支，不与动脉伴行，主要分为表面的浅静脉，深部的深静脉和硬脑膜静脉窦（图 6-1）。浅、深静脉均先注入硬膜窦，最后脑静脉系统的血液汇入颈静脉，回流至心脏。大脑静脉压与颅内压接近。

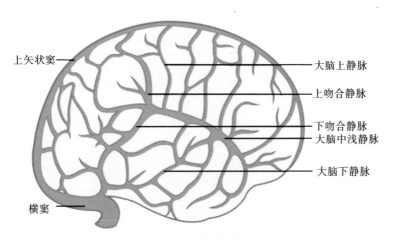

上矢状窦

大脑上静脉

上吻合静脉

下吻合静脉
大脑中浅静脉

大脑下静脉

横窦

A. 大脑表面的浅静脉

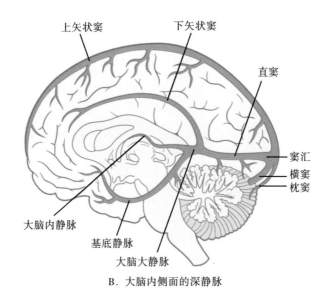

上矢状窦　下矢状窦

直窦

窦汇
横窦
枕窦

大脑内静脉

基底静脉

大脑大静脉

B. 大脑内侧面的深静脉

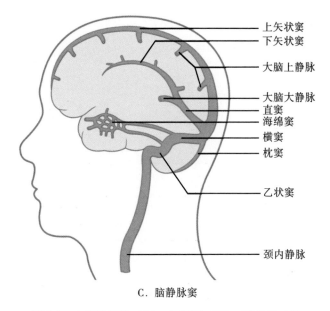

上矢状窦
下矢状窦
大脑上静脉
大脑大静脉
直窦
海绵窦
横窦
枕窦
乙状窦
颈内静脉

C. 脑静脉窦

图 6-1　大脑浅静脉（A）；深静脉（B）；静脉窦（C）

三、病因及发病机制

　　CVST 的病因构成与脑动脉系统血栓形成存在显著差异，高血压、糖尿病、血脂紊乱等脑梗死常见危险因素并不是 CVST 的主要病因，CVST 更常见的是系统性病变因素（表 6-1），常常几个病因同时存在。根据病因特点，总体可分为感染性及非感染性两大类，也可分为先天性和获得性两大类。随着抗生素的广泛应用，感染性脑静脉血栓已很少见，降至 10% 左右。非感染性疾病成为 CVST 发生的主要原因，约占已知发病原因的 2/3。

　　脑静脉闭塞性疾病的病理生理不同于动脉闭塞性疾病。脑动脉闭塞时，产生脑缺血和脑梗死。脑静脉闭塞时，影响血液的引流，所引流的脑组织区压力会升高，导致受累区域发生脑水肿，当组织压力增至一定程度，毛细血管和动脉就会破裂，出现脑出血，有时可扩散至附近的蛛网膜下腔。

表 6-1 脑静脉血栓形成常见病因

先天性因素		凝血因子缺乏、蛋白 C 和蛋白 S 缺乏症，Leiden 因子 V 突变、血栓素基因突变、MTHFR C677T 基因突变
获得性因素	感染性因素	中耳炎、乳突炎、脑膜炎、脑脓肿、全身感染
	免疫性因素	系统性红斑狼疮、韦格纳肉芽肿病等
	获得性易栓状态	肾病综合征、抗磷脂抗体综合征、高同型半胱氨酸血症、妊娠和产褥期
	血液疾病	红细胞增多、白血病、贫血（如缺铁性贫血）、阵发性夜间血红蛋白尿、获得性凝血机制障碍
	药物	口服避孕药、类固醇激素
	外伤和机械操作	头外伤、低颅压综合征、颈静脉导管操作等
	其他	脑动静脉畸形、高热、脱水、肿瘤等

四、临床表现

临床表现差异很大，没有特异性，可以有多种发病形式和多种临床表现。这种差异性主要取决于血栓形成的部位、范围、静脉阻塞发生的速度、静脉侧支循环情况、继发的脑实质损害程度以及是否有感染。最常见的症状和体征依次为：头痛（80%~90%），癫痫发作（40%），局灶性神经功能缺损，视盘水肿（颅内压增高所致），意识障碍等。

不同颅内静脉部位的血栓形成临床表现迥异，定位诊断要结合影像学表现，并掌握不同静脉窦、脑深静脉及皮层静脉血栓形成的特点。不同静脉部位出现血栓的概率也不同，最常见上矢状窦和横窦（根据 MRV 显示的脑静脉血栓发生率分别为：上矢状窦 62%，横窦 41%～45%，皮层静脉 17%，颈内静脉 12%，直窦和深静脉系统均为 11%）。

根据不同部位颅内静脉的血栓，常表现不同的临床综合征，常见的几种表现如下：

1. 海绵窦血栓形成　多继发于眼鼻面部感染，表现眼球突出、眼睑眼眶眶周结膜充血水肿，眼底瘀血水肿，眼球运动受限，瞳孔散大，面部感觉障碍等。

2. 横窦与乙状窦血栓形成　多继发于化脓性中耳炎或乳窦炎，表现吞咽困难、饮水呛咳、构音不清，同侧眼球外展困难等。

3. 上矢状窦血栓形成　颅高压症状、意识障碍突出，可伴癫痫（抽搐等）发作，出现对侧偏瘫、偏侧麻木。

4. 大脑皮质静脉血栓形成　多由静脉窦血栓扩展而来，表现头痛、呕吐、精神异常、部分性癫痫发作（一侧肢体抽搐等）、肢体瘫痪、感觉障碍、意识障碍甚至昏迷等。

5. 大脑深静脉血栓形成　多表现为严重的头痛、精神和意识障碍，其他还有锥体束征和锥体外系症状如肌张力增高、去大脑强直或去皮层状态。视神经盘水肿或癫痫少见。病情往往迅速恶化，数天内死亡。如果患者生存，多数将遗留严重的后遗症，如无动性缄默、智能低下、痴呆、偏瘫、手足徐动症、垂直性凝视麻痹和肌张力不全等。

五、影像学诊断

CVST 的临床表现缺乏特异性，可酷似多种神经系统疾病，如缺血或出血性脑卒中、脑肿瘤、脑脓肿、脑炎、代谢障碍性脑病及良性颅内压增高症等。由于 CVST 的临床表现缺乏特异性，难以确诊，近年发展的多种辅助诊断技术对临床早期诊断

2. 脑出血的血压管理 高血压不仅预示血肿扩大风险高，还可促进血肿周边水肿等。关于脑出血急性期降压治疗，2014年《中国脑出血诊治指南》推荐意见：①应综合管理脑出血患者的血压，分析血压升高的原因，再根据血压情况决定是否进行降压治疗（Ⅰ级推荐，C级证据）。②当急性脑出血患者收缩压>220mmHg时，应积极使用静脉降压药物降低血压；当患者收缩压>180mmHg时，可使用静脉降压药物控制血压，根据患者临床表现调整降压速度，160/90mmHg可作为参考的降压目标值（Ⅲ级推荐，C级证据）。早期积极降压是安全的，改善患者预后的有效性还有待进一步验证（Ⅲ级推荐，B级证据）。③在降压治疗期间应严密观察血压水平的变化，每隔5~15分钟进行一次血压监测（Ⅰ级推荐，C级证据）。

静脉常用抗高血压药物见表4-3。

表 4-3 脑出血的静脉抗高血压药物

药物	机制	剂量	副作用
拉贝洛尔	α_1、β_1、β_2 受体阻断剂	每10分钟20~80mg静推，最大300mg，每分钟0.5~2.0mg静脉点滴	心动过缓，充血性心衰、支气管痉挛
艾司洛尔	β_1 受体阻断剂	0.5mg/kg 静推，50~300μg/（kg·min）静脉点滴	心动过缓，充血性心衰，支气管痉挛
尼卡地平	L型钙离子通道阻滞剂	5~15mg/h 静脉点滴	严重主动脉狭窄，心肌缺血
依那普利	ACE 抑制剂	0.625mg 团注，每6小时可重复1.25~5mg	高肾素状态者血压可能急剧下降

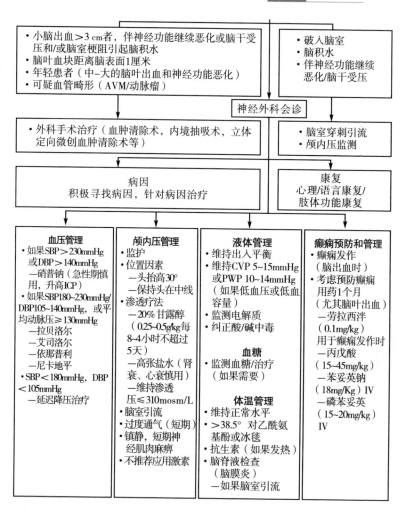

图 4-2 脑出血的处理流程

注：ABCs（airway，breathing，circulation）：稳定气道、呼吸和循环；NIHSS：美国国立卫生研究院卒中量表；GCS：格拉斯哥昏迷评分；DVT：深静脉血栓；AVM：动静脉畸形；ICP：颅内压；CVP：中心静脉压；PWP：肺动脉楔压；SBP：收缩压；DBP：舒张压；MAP：平均动脉压

关性脑出血常发生于脑白质和小脑。

脑出血患者出血后一年内其再发脑出血的可能性最高，特别是对于脑叶出血的患者。

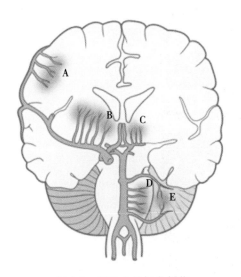

图 4-1　脑出血的好发部位

A：脑叶（大脑前、中、后动脉的皮层穿支动脉）；

B：基底节、内囊（大脑中动脉豆纹动脉）；

C：丘脑（大脑后动脉的丘脑膝状体动脉）；

D：脑桥（基底动脉旁正中支）；

E：小脑（小脑前下、后下、上动脉）

（二）神经影像学检查

当患者出现呕吐、收缩压大于 220mmHg，严重的头痛，昏迷或意识水平下降，症状在数分钟至数小时进展，此时应怀疑出血性卒中，但以上症状特异度不高，故有必要进行神经影像学检查。

1. CT 和 MRI　均可作为首选的影像学检查，CT 对于急性期脑出血十分的灵敏，可作为金标准；梯度回旋系列和 T2 加权

出血部位	CT 表现	瞳孔	眼球运动	运动、感觉异常	其他
枕叶白质		正常	正常	对侧短暂轻偏瘫	对侧偏盲
脑桥		缩小，对光反射存在	水平运动受限，垂直运动存在	四肢瘫痪	昏迷
小脑		病灶侧轻度缩小	轻度向对侧凝视或外展神经麻痹	同侧肢体共济失调，无偏瘫	共济失调，呕吐

2. 脑出血的常见出血部位　高血压性脑出血最常见的部位（图 4-1）包括：基底节和内囊（40%）、丘脑（12%）、脑叶白质（15%～20%）、尾状核（8%）、脑桥（8%）和小脑（8%）。脑血管畸形相关性脑出血常见于皮层下或接近脑表面，但通常没有特定的部位。脑血管淀粉样变性所致的脑出血通常发生于脑叶，多见于 75 岁以上无高血压病史的老年人，其中枕叶最常见，而很少累及基底节或后颅窝的脑结构。溶栓或抗凝治疗相

表 4-2　脑出血常见部位的临床症状

出血部位	CT 表现	瞳孔	眼球运动	运动、感觉异常	其他
尾状核（破入脑室）		病灶侧有时缩小	向病灶侧凝视，轻度眼睑下垂	对侧短暂轻偏瘫	头痛意识模糊
壳核（少量出血）		正常	向病灶侧凝视	对侧轻偏瘫，偏身感觉缺失	失语（左侧损害）
壳核（大量出血）		脑疝时病灶侧扩大	向病灶侧凝视	对侧轻偏瘫，偏身感觉缺失	意识水平下降
丘脑		缩小，双侧对光反射迟钝	双眼睑收缩，眼轴位向下内	对侧轻偏瘫，偏身感觉严重缺失	失语（左侧损害）

	脑内出血 （非创伤性）	蛛网膜下腔出血	硬膜下/硬 膜外出血
治疗	控制高血压、颅高压、出血因素。手术引流大的血肿	夹闭或填塞动脉瘤（早期）、动静脉畸形（晚期）；预防再出血/血管痉挛；控制颅高压等	出血量大，行手术引流
预后	出血部位、体积决定预后	动脉瘤破裂：早期再出血伴血管痉挛和脑梗死常见。死亡率高 动静脉畸形破裂：早期再出血、血管痉挛少见。预后较好	脑疝形成前引流血肿，预后好

二、脑出血

（一）概述

1. 病因及临床特征　脑出血（intracranial cerebral hemorrhage，ICH）是指脑实质内出血，出血直接进入脑组织。最常见的原因是高血压，其他还有脑血管淀粉样变性、脑血管畸形、动脉瘤、脑肿瘤、血液病、应用溶栓或抗凝药物后、脑动脉炎等。

临床起病多急骤，常伴头痛、恶心呕吐、血压升高、偏瘫、失语等，严重者意识丧失，甚至死亡。脑出血定位的四要点是：运动障碍、瞳孔功能、眼球运动、步态异常（尤共济失调），表4-2为总结的脑出血常见部位的临床症状。

（三）治疗流程

脑出血内科治疗的关键在于降低升高的颅内压、减轻脑水肿及控制血压防止血肿扩大，同时处理可能发生的消化道出血、肺部感染及心血管疾病等并发症。

1. 脑出血的处理流程（图 4-2）

目标时间	

识别卒中可能的症状

↓

EMS评估和转运
- 处理ABCs（必要时吸氧）；院前卒中评估
- 确定发病时间
- 病史；确定发病前用药史（华发林）
- 转送（考虑据患者情况送卒中中心）
- 预先通知医院患者基本情况
- 检测血糖（如果可能）

↓

急诊一般评估和初步检查
- 基本生命支持，评估ABCs/生命体征
- 静脉通道+血液化验
  - 血常规
  - 生化全项
  - 凝血象
  - 肌钙蛋白I
- 检测血糖 & 治疗（如果有指征）
- 神经系统检查评估
- 急诊头颅CT
- 12导ECG
- 胸片
- 通知卒中小组

到达急诊 10分钟

↓

卒中小组立即神经系统评价
- 回顾病史
- 确定发病时间
- 神经系统检查（NIHSS或GCS）

到达急诊 25分钟

到达急诊 45分钟

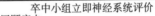
CT平扫显示颅内出血

↓

进入卒中单元（如果可能）/ICU
- 启动脑出血临床路径
- 气道管理（插管和机械通气）、镇静、镇痛
- 监测与管理血压（如果有指征）
- 监测神经功能状况（如果恶化，行急诊头颅CT）
- 治疗并发症，如预防DVT（弹力袜/48小时后低分子肝素）

到达急诊 60分钟

↓

成像对于急性出血的诊断与 CT 敏感性相当，并对陈旧出血的鉴别更胜一筹。ICH 后早期神经功能恶化往往与活动性出血相关，而活动性出血在 ICH 症状出现后通常仍持续数小时。血肿增大出现时间较早可增加远期预后不良和死亡的风险。在对发病后 3 小时内进行了头部 CT 检查的患者复查 CT 发现，血肿体积增大超过原体积 1/3 以上的患者比例高达 28%~38%。

2. CT 血管成像（CTA）和对比增强 CT　可以识别那些脑出血扩大的高风险患者，通常称为点征。点征定义：在行 CT 扫描时应用静脉对比增强扫描可以发现血肿内渗出信号，预示着血肿将扩大，称为"点征"（血肿内增强信号）。点征产生的病理生理机制目前尚不确定，可能是：①造影剂由破裂血管渗出；②造影剂在塌陷血管处聚集；③微细毛细血管或微动脉瘤。活动性出血提示病情将进一步加重，慎用脱水药，严格控制血压。

3. 早期识别血管的异常可以改变临床决策并影响 ICH 患者的预后　血管异常的相关因素：年龄是否超过 65 岁，性别，吸烟否，有无脑叶出血、脑室扩大、高血压及凝血病病史）。CTA、CT 静脉成像（CTV）、MR 血管成像（MRA）、MR 静脉成像（MRV）可用来识别这些异常（动静脉畸形、肿瘤、烟雾病、静脉窦血栓形成）。

影像学证据支持血管畸形是脑出血的原因包括：存在蛛网膜下腔出血、脑出血边缘的血管扩大或钙化，静脉窦或皮层静脉信号过度衰减（高密度），异常的血肿形态，与脑出血的发生时间不成比例的脑水肿，不寻常的出血部位，及其他颅内病变（如占位）。

对于脑叶出血、年龄<55 岁、无高血压的患者，在 CT 平扫后进行 MRI 检查更有助于发现继发性出血的病因，而血肿位置、相应的水肿带异常或静脉窦内异常信号通常提示静脉窦血栓，应进行 MRV 或 CTV 检查。

CVST 有很大的帮助。

诊断颅内静脉系统闭塞依靠临床表现和神经影像学两方面。临床表现缺乏特异性,对不明原因的头痛、视盘水肿和颅内压增高,应考虑 CVST 的可能。脑静脉窦血栓形成的检查流程见图6-2。

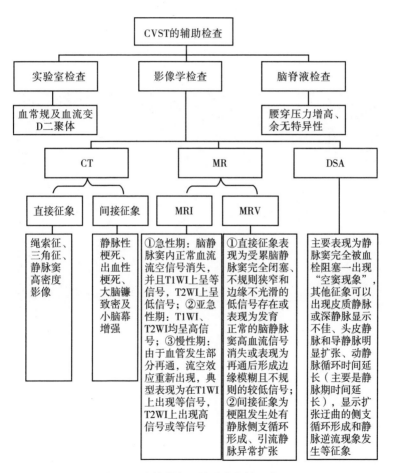

图 6-2 脑静脉窦血栓形成的检查流程

1. 头颅 CT/CTV　脑 CT 为神经科急诊首选方法，但约 30% 左右的病例 CT 表现正常。脑 CT 平扫和增强扫描的主要表现可分为直接征象和间接征象。通常 CT 静脉造影（CTV）能很好地诊断 CVST。

（1）直接征象：条索征、高密度三角征、空三角征（delta 征）（图 6-3）。前两者是由于脑静脉窦内血栓呈高密度而直接显示所致。空三角征是指 CT 增强后上矢状窦后角可见一空的三角形影。虽然直接征象特异性高，但阳性率低。

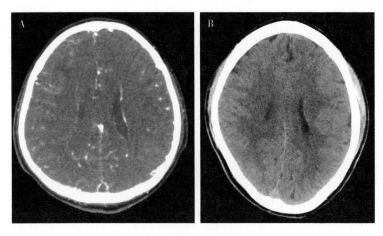

图 6-3　CVST 在头颅 CT 上的直接征象

A. 空三角征；B. 条索征

（2）间接征象：相应静脉/静脉窦引流区脑水肿（如脑回肿胀、脑沟变浅、脑室受压）、缺血梗死灶（非动脉分布区的静脉性梗死）、特征性脑出血、脑室梗阻或阻塞性脑积水。

CVST 时的特征性脑出血是由于静脉阻塞导致毛细血管压力升高，红细胞渗出，而不是动脉出血，通常无脑出血的常见危险因素，如严重高血压、脑淀粉样血管病等；高密度灶呈特征性分布：位于皮质和皮质下脑组织之间，常双侧对称。

2. 头颅 MRI/MRV 两者结合使用被认为是目前诊断 CVST 的金标准。

MRI 可直接显示颅内静脉和静脉窦血栓，以及继发脑实质损害，较 CT 更为敏感和准确。血栓表现随时间而变化：急性期（1～5 天），T1WI 等信号、T2WI 低信号；亚急性期（6～15 天），T1WI、T2WI 均为高信号；慢性期（>16 天），T1WI、T2WI 信号降低且不均匀。MRI 以亚急性期的血栓高信号较为可靠。

MRV（磁共振静脉造影）可很好地显示脑静脉窦和静脉，但单纯使用 MRV 不能区别是静脉血栓还是脑静脉发育不良，特别是一侧横窦和乙状窦发育不良很常见。因此用脑 MRI 检测到静脉窦或静脉血栓，同时脑 MRV 发现相同部位的静脉窦或静脉闭塞或狭窄，两者结合使用被认为是目前诊断 CVST 的金标准。

3. 数字减影脑血管造影（DSA） DSA 是目前诊断 CVST 最可靠的依据，可直接显示静脉/静脉窦部分/完全充盈缺损，动态观察血管内血栓形成的变化，为介入治疗提供客观依据。然而此项检查是有创性检查，有一定的风险，可能出现栓塞、动脉夹层、造影剂肾病等问题，现在很多时候被 MRI+MRV 所取代。

4. 其他辅助检查 CVST 患者的 D-二聚体水平变化很大，没有特异性。但在发病早期大多数患者的 D-二聚体水平升高，故 D-二聚体水平不高的患者患 CVST 的可能性不大，但并不能排除患 CVST。

临床上在诊断 CVST 时，还需要尽可能地明确 CVST 的病因，也就是血栓形成危险因素的筛查，因为一方面这将决定治疗方案的选择，与预后直接相关；另一方面，这也关系到治疗疗程的长短。血栓形成倾向的易感因素包括 V 因子 Leiden 突变，蛋白 C、蛋白 S 或抗凝血酶Ⅲ缺陷，慢性炎性病变，血液系统疾病，肾病综合征，恶性肿瘤及长期口服避孕药物等，女性患者短期大剂量口服避孕药也应注意。

六、治疗

1. 脑静脉血栓形成的处理流程　临床上对 CVST 的诊断流程可参考图 6-4，但临床情况千变万化，应结合患者的具体情况实施个体化诊治。

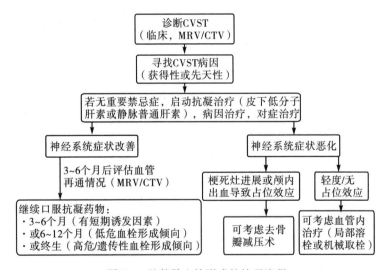

图 6-4　脑静脉血栓形成的处理流程

注：CVST：脑静脉和静脉贫血栓形成；MRV：磁共振静脉成像；CTV：计算机断层扫描静脉成像

2. CVST 的治疗　CVST 的治疗采用"综合治疗"的原则，主要有两个方面即对症治疗和病因治疗。抗凝治疗是目前指南推荐的核心方案，急性期低分子肝素与普通肝素都是可选的方案，急性期后则过渡到华法林抗凝治疗。针对病因的治疗也是综合治疗的核心，如肾病综合征患者出现 CVST，在抗凝的基础上需要对原发病进行治疗。对于有短期诱发因素的 CVST，抗凝治疗通常为 3~6 个月，对于不能去除病因的患者，如系统性红斑狼疮，在原发病治疗的基础上，可能需要长期甚至终身抗凝治疗。

（1）抗凝治疗

1）急性期抗凝治疗：①低分子肝素：皮下注射，按体重调整剂量，通常为 180AⅩa IU/（kg·24h），每日 2 次。相比普通肝素，较少发生出血并发症，无需检测凝血指标，但作用持续时间较长。②普通肝素：应使部分凝血酶原时间（APTT）延长至少 1 倍，有建议首先团注 1000U，随后续予 400~600U/h 的低剂量静脉微泵注射维持；每 2 小时监测 APTT，调整微泵注射速度和肝素总量。

急性期抗凝疗程可持续 1~4 周。伴发于 CVST 的少量颅内出血和颅内压增高并不是抗凝治疗的绝对禁忌证。

2）急性期后抗凝治疗：肝素抗凝治疗结束后应继续口服抗凝药治疗，常用华法林。原则上，华法林与肝素重复使用 3~5 天，在 INR 达到 2.0~3.0 后停止肝素使用，并定期监测 INR 调整华法林剂量。目前认为抗凝治疗应维持 3~6 个月，对于具有遗传性血栓形成倾向的患者可考虑长期抗凝治疗。新型口服抗凝药在 CVST 中的疗效有待进一步观察。

（2）经静脉行全身溶栓治疗：一般来说，溶栓治疗适用于无菌性、重症、不断恶化及经肝素标准化治疗无效的患者。由于潜在的全身出血倾向，限制了用药剂量，且溶栓药半衰期短，很快在体内灭活，很难在局部达到有效的药物浓度，使治疗效果不理想。

　　但对足量抗凝治疗无效且无颅内严重出血的重症患者，可在严密监护下慎重实施局部溶栓治疗。

　　（3）介入治疗：近年来，越来越趋向于脑静脉血栓介入治疗，方法包括：经颈静脉或股静脉穿刺导管行局部静脉溶栓治疗，机械取栓，静脉窦内支架成形术等。对出血量大、水肿严重、病情严重的患者，抗凝效果不好的时候可采用血管内治疗的方法。血管内介入治疗尚处于临床个体化应用阶段，非常规推荐治疗。

　　对于伴有一侧或双侧横窦狭窄的良性颅内高压患者，血管内支架术已经显示了良好的治疗效果。当静脉逆行颅内静脉窦造影发现狭窄远近端的压力梯度超过 12 mmHg 时，可考虑行狭窄部位静脉窦内支架植入术，但长期疗效和安全性仍需进一步评估。

　　（4）糖皮质激素：除非基础疾病治疗需要，常规使用糖皮质激素治疗 CVST 并无益处，CT/MRI 未发现脑实质病变的CVST 患者更应避免使用糖皮质激素。

七、小结

　　CVST 的临床表现变异很大且缺乏特异性，因此，关注患者是否存在 CVST 发生的高危因素，特别是妊娠、产褥期、口服避孕药、贝赫切特病和遗传相关疾病，对诊断和治疗有重要意义。对于高度怀疑 CVST 的患者，应尽早行头颅 CT/ CTV、MRI/MRV 或 DSA 检查，明确诊断后尽早开始抗凝治疗，并纠正病因、控制症状等治疗。肝素被认为是 CVST 治疗的一线药物。血管内局部溶栓或血管成形术可用于抗凝治疗无效的病例。

第七章　卒中常见临床问题问答

1. 心房颤动引起的脑栓塞在溶栓时间窗内是否应该溶栓?

心房颤动（AF）是心源性卒中的最主要原因，其临床表现严重，预后不佳，且自发出血风险较高。溶栓治疗由于易促使心脏栓子溶解导致再栓塞，合并 AF 患者静脉溶栓后出血转化风险高，合并 AF 患者较未合并 AF 患者静脉溶栓后整体预后较差而一直困扰着临床。第三次国际卒中试验（the third international stroke trial，IST-3）研究亚组分析发现，合并 AF 患者不论是否溶栓，其预后都差于无 AF 组，但其溶栓后的获益与无 AF 组相当，支持符合条件的伴 AF 卒中患者可静脉溶栓治疗。《重组组织型纤溶酶原激活剂静脉溶栓治疗缺血性卒中中国专家共识（2012 版）》建议：符合适应证的合并 AF 患者或心源性卒中患者推荐静脉 rt-PA 溶栓（Ⅱ级推荐，B 级证据）。2013 年《美国 AHA/ ASA 急性缺血性卒中早期治疗指南》未将合并 AF 作为静脉溶栓治疗禁忌证［除非伴严重神经功能缺损，如 NIHSS 评分>25 分，或有明确禁忌证，如合并严重糖尿病等］。

（AHA：美国心脏学会；ASA：美国卒中学会）

2. 80 岁以上的急性缺血性卒中患者能溶栓吗?

高龄（年龄≥80 岁）是急性缺血性卒中患者静脉溶栓后出血转化的危险因素，可能与老年人（年龄>60 岁）微血管病变及合并其他危险因素率较高相关。在多年的卒中指南中，患者年龄局限于 80 岁以下，对于>80 岁的急性缺血性卒中患者是否溶栓治疗缺乏大样本的临床研究。近年来，相关研究取得了进展。研究发现，虽然>80 岁患者静脉溶栓后整体预后差于<80 岁者，但其整体预后优于同龄不溶栓患者，并未明显增加症状性出血转化风险，且其获益主要来自 3 小时内。IST-3 研究亚组分析得出>80 岁者，无论溶栓与否，其预后均差于<80 岁者，但其溶栓后获益程度与<80 岁者相当，且获益主要来自于<3 小时亚组，并支持对符合条件的>80 岁患者行静脉溶栓治疗。

2013 年《美国 AHA/ASA 急性缺血性卒中早期治疗指南》规定 3 小时时间窗内静脉溶栓治疗的年龄为≥18 岁（无上限），而对于 3~4.5 小时则将年龄>80 岁视为相对排除标准。《重组组织型纤溶酶原激活剂静脉溶栓治疗缺血性卒中中国专家共识（2012 版）》对于>80 岁患者，也推荐溶栓治疗，并指出其获益主要来自<3 小时亚组。

3. 静脉溶栓局部出血有必要停用 rt-PA 吗?

rt-PA 是目前被证实的治疗超早期缺血性卒中最有效的药物，目前国内外指南均推荐在发病 4.5 小时时间窗内进行 rt-PA 静脉溶栓治疗，以有效改善急性缺血性卒中患者的预后。对溶栓后发生出血转化的担忧一直是影响我国推广静脉溶栓的主要原因之一。美国国家神经疾病和卒中研究院（NINDS）项目和欧洲协作急性卒中研究（ECASS-Ⅲ）结果均证实，溶栓治疗会增加缺血性卒中患者出血转化的风险。除症状性颅内出血外，其他潜在的不良反应包括颅外出血、心肌破裂以及过敏反应或血管源性水肿，这些事件罕见，但在静脉溶栓发生颅外出血时建议立即停用剩余的 rt-PA。

4. 进展性脑卒中的治疗方案?

关于进展性卒中（progressive stroke，PS）的概念及定义国内尚未达成统一认识，分歧主要在于观察的时间窗和神经功能恶化程度的界定，迫切需要规范。但进展性卒中是急性脑梗死的一个常见特殊类型，多数学者将其定义为缺血性卒中发病后6小时至1周内虽经积极干预，但神经功能缺损仍呈渐进性或阶梯式加重，早期识别并采取措施阻止进展是重中之重。进展性卒中的发生是多种因素共同作用的结果，脑梗死早期血压下降、血浆CRP水平明显升高、高血糖、脑动脉狭窄以及PWI与DWI不匹配（半暗带）是卒中进展的高危因素，尤其是多种高危因素同时存在时，对进展性卒中具有预测价值。

进展性缺血性卒中的治疗主要是纠正与病情进展有关的血流动力学改变及阻止血液生化指标的改变，同时寻找病因及危险因素，针对患者具体情况，采取个体化治疗和综合治疗的原则，限制脑损害的进展。

治疗的总原则是对急性缺血性卒中患者在治疗时间窗内积极溶栓，早期不可盲目降压，防治感染，控制血糖，纠正水电解质酸碱紊乱，应用扩容药增加脑血容量，以及对CT或MRI证实有早期脑水肿的大面积脑梗死患者积极进行抗水肿治疗，从而降低卒中进展的发生率。到目前为止，对于抗凝药物的疗效尚存有分歧。

5. 缺血性卒中/TIA 患者，具备哪些危险因素的情况下，需要进行双抗治疗？

国内外最新的缺血性卒中/TIA诊治指南及专家共识，均推荐非心源性栓塞的缺血性卒中/TIA患者（脑动脉粥样硬化性、腔隙性和病因不明性），为减少卒中复发或其他血管事件的风险，建议使用抗血小板药物，而不能用其他任何药物替代（Ⅰ，A）。缺血性卒中/TIA后应尽早启动抗血小板治疗（Ⅰ，A）。如果没有禁忌证，应该长期使用抗血小板药物（Ⅰ，A）。氯吡格雷基础上加用阿司匹林会增加出血风险，不推荐常规用于缺血性卒中或TIA后急性期治疗和二级预防（Ⅰ级推荐，A级证据）。阿司匹林和氯吡格雷联合抗血小板治疗在卒中的二级预防是近年来研究的热点，基于最近的研究结果，短期双抗血小板治疗可能使得高风险卒中人群获益。目前认为，下列情况建议进行抗血小板短期双抗治疗：

（1）具有卒中高复发风险（ABCD^{2}评分≥4分）的急性非心源性 TIA（根据 24 h 时间定义）或轻型卒中患者（NIHSS 评分≤3分）（起病 24 h 内的急性期），应尽早给予氯吡格雷联合阿司匹林治疗 21 天（氯吡格雷首次负荷剂量 300 mg），随后氯吡格雷单药治疗（75 mg/d），总疗程为 90 天。此后，氯吡格雷或阿司匹林单用均可作为长期二级预防一线用药的选择（Ⅰ级推荐、A 级证据）。

（2）对缺血性卒中再发的高危患者如无高出血风险，缺血性卒中或 TIA 后的第 1 个月内，阿司匹林 75 mg/d 联合氯吡格雷 75 mg/d 优于单用阿司匹林。

（3）发病 30 天内伴有症状性颅内动脉严重狭窄（狭窄率 70%~99%）的缺血性卒中或 TIA 患者，应尽早给予氯吡格雷（75 mg/d）联合阿司匹林（75~160 mg/d），联用时间不宜超过发病后 3 个月。单抗治疗时，氯吡格雷较阿司匹林可能获益更多。西洛他唑（200 mg/d）和阿司匹林（75~150 mg/d）联用较单用阿司匹林可逆转或延缓 MRI 上症状性颅内动脉粥样硬化狭窄（sICAS）进展，与氯吡格雷和阿司匹林联用疗效相当，但长期疗效有待进一步研究。

（4）伴有不稳定性心绞痛、无 Q 波 MI 或冠脉支架置入术者，可给予氯吡格雷和阿司匹林联用（氯吡格雷首剂量 300 mg，此后 75 mg/d，阿司匹林 75~150 mg/d），治疗应持续 9~12 个月（Ⅰ，A）。

（5）近期脑动脉支架置入术者，给予氯吡格雷（首剂量 300 mg，此后 75 mg/d）和阿司匹林（75~150 mg/d）联合治疗 30 天

（Ⅰ，C），此后改为单用氯吡格雷（75 mg/d）9~12 个月，重新评估风险后再决定下一步抗血小板药物的选择（Ⅱa，C）。

（6）对使用血管内机械开通治疗的患者，可于术后开始给予持续抗血小板治疗；对需要行血管成形术的患者，可于术前或植入支架后即刻给予阿司匹林 300 mg 及氯吡格雷 300 mg 的负荷剂量口服或鼻饲，术后持续给予阿司匹林 100 mg/d 及氯吡格雷 75 mg/d 联合治疗 1~3 个月。

（7）对于存在阿司匹林"临床治疗失败"的患者，不推荐华法林抗凝治疗作为补救措施，换用其他抗血小板药物或联合抗血小板治疗是可以考虑的选择。对于多种抗血小板药物方案"治疗失败"、又不能进行支架治疗的患者，联合抗血小板和抗凝治疗缺乏充分的证据，应充分评估出血风险并严密监测的前提下谨慎使用。

（8）对于低危合并房颤及急性冠脉综合征的卒中患者，可仅用双联抗血小板药物。

6. 缺血性卒中合并消化道出血抗栓药物如何应用？

抗血栓药物广泛应用于心脑血管疾病防治，即使小剂量阿司匹林也可能增加消化道损伤风险，氯吡格雷可加重消化道损伤，阿司匹林与氯吡格雷联合应用时危险性更高。阿司匹林导致消化道损伤的机制包括局部作用和全身作用，而 ADP 受体拮抗剂（如氯吡格雷）可阻碍已受损消化道黏膜的愈合。阿司匹林所致消化道损伤的初期症状易被忽视，故一旦出血危险较高，对于有用药史的患者，不应忽视任何症状及体征变化。阿司匹林导致的消化道损伤风险随患者年龄和药物剂量增加而明显增加，合并 HP 感染和联合用药也增加其危险性。为减少抗血小板药物的消化道损伤，应规范使用抗血栓药物，并按流程对高危患者进行评估和筛查；严格掌握长期联合应用抗血栓药物的适应证，并调整至最低有效剂量；对长期服用抗血小板药物的患者筛查并根除幽门螺杆菌（Hp），对高危患者同时给予有效抑酸药物，首选质子泵抑制剂（PPI），不能耐受 PPI 者，可给予 H_2RA（H_2 受体拮抗剂）。

《抗血小板药物消化道损伤的预防和治疗中国专家共识（2012 更新版）》建议：

（1）阿司匹林是心脑血管疾病患者长期抗血栓治疗的基石包括一级预防和二级预防。阿司匹林导致的致命性消化道损伤的比例很低，平均每 5000 例接受阿司匹林治疗的患者中出现 1 例呕血，而阿司匹林每治疗 1000 例患者每年减少 19 例严重心脑血管事件。因此，对于有适应证的患者应坚持长期抗血小板治疗，同时采取适当措施避免和减少消化道损伤发生。对消化道损伤高风险的人群注意评估是否有必要服阿司匹林进行一级预防。

（2）阿司匹林长期使用的最佳剂量为 75～100 mg/d，小剂量阿司匹林也可导致消化道损伤，不同剂型阿司匹林引起消化性溃疡及消化道出血的危险无明显差异。

（3）ADP 受体拮抗剂可加重消化道损伤。

（4）消化道出血的高危人群：≥65 岁、消化道溃疡或出血病史、合并 Hp 感染、联合抗血小板治疗或抗凝治疗、联合使用 NSAIDs、糖皮质激素类药物治疗的患者。

（5）对于长期服用抗血小板药物的高危人群应筛查并根除 Hp，可联合应用 PPI 或 H_2RA 进行防治，首选 PPI。

（6）发生消化道损伤后是否停用抗血小板药物需平衡患者的血栓形成和出血风险。出血稳定后尽早恢复抗血小板治疗。

（7）对于阿司匹林所致的溃疡、出血患者，不建议氯吡格雷替代阿司匹林治疗，推荐阿司匹林联合 PPI 治疗。

（8）服用氯吡格雷的患者需联合使用 PPI 时，尽量避免使用奥美拉唑及埃索美拉唑。

（9）双联抗血小板治疗时，如需合用 PPI，建议连续使用不超过 6 个月，此后可换用 H_2RA 或间断使用 PPI。

（10）临床医生和患者均需注意监测长期服用抗血小板药物治疗时的消化道损伤，注意有无黑便，定期行便潜血及血常规检查。

7. 缺血性卒中患者抗凝剂的应用推荐有哪些？

目前，国内外缺血性卒中急性期治疗及二级预防指南，对于抗凝剂在缺血性脑卒中治疗中的应用，根据相关研究，建议按如下意见处理：

（1）对于发生深静脉血栓（DVT）及肺栓塞高风险且无禁忌者，可给予低分子肝素或普通肝素，有抗凝禁忌者给予阿司匹林治疗（Ⅰ级推荐，A 级证据）。

（2）对于伴心房颤动（包括阵发性）的缺血性卒中和 TIA 患者，推荐使用适当剂量的华法林口服抗凝治疗，以预防再发的血栓栓塞事件。华法林的目标剂量是维持 INR 在 2.0～3.0（Ⅰ级推荐，A 级证据）。

（3）可考虑凝血酶抑制剂（如阿加曲班）等新型抗凝剂在急性缺血性卒中的应用。

（4）抗凝治疗是颅内静脉和静脉窦血栓形成首选的治疗方法。

（5）非心源性缺血性卒中和 TIA 患者，某些特殊情况下可考虑给予抗凝治疗，如主动脉弓粥样硬化斑块、基底动脉梭形动脉瘤、颈动脉夹层、卵圆孔未闭伴深静脉血栓形成或房间隔瘤等（Ⅳ级推荐，D 级证据）。

2014 年《中国急性缺血性卒中诊治指南》推荐建议：

（1）对大多数急性缺血性卒中患者，不推荐无选择地早期进行抗凝治疗（Ⅰ级推荐，A 级证据）。

（2）关于少数特殊患者的抗凝治疗，可在谨慎评估风险/效益比后慎重选择（Ⅳ级推荐，D 级证据）。

（3）特殊情况下溶栓后还需抗凝治疗的患者，应在 24h 后使用抗凝剂（Ⅰ级推荐，B 级证据）

（4）对缺血性卒中同侧颈内动脉有严重狭窄者，使用急性抗凝的疗效尚待进一步研究证实（Ⅲ级推荐，B 级证据）。

（5）凝血酶抑制剂治疗急性缺血性卒中的有效性尚待更多研究进一步证实。目前这些药物只在临床研究环境中或根据具体情况个体化使用（Ⅲ级推荐，B 级证据）。

《低分子量肝素在脑血管疾病中应用的专家共识（2005年）》建议：

（1）临床上对心房颤动、频繁发作 TIA 或椎基底动脉 TIA 患者可考虑选用抗凝治疗。

（2）低分子量肝素并非适用于所有急性缺血性卒中患者。

（3）所有卒中患者积极进行颅内外血管检查，包括脑血流图、血管造影或磁共振血管造影、CT 血管成像等。

（4）对于合并颅内血管狭窄的急性卒中患者，低分子肝素治疗有效。

（5）如果患者因心房颤动、夹层动脉瘤等，拟长期应用华法林，治疗卒中时可以考虑应用低分子肝素。

8. 缺血性卒中/TIA 急性期血压控制规范有哪些？

高血压为卒中的独立危险因素，适当降低血压是卒中一级和二级预防的重要组成部分。血压升高是卒中急性期的常见并发症，与预后不良相关。目前关于脑卒中后早期是否应该立即降压、降压目标值、脑卒中后何时开始恢复原用降压药及降压药物的选择等问题尚缺乏可靠证据。国内外指南均认为缺血性卒中急性期降压治疗需慎重。目前国内外的指南不支持在缺血性卒中急性期行升压治疗。

2014 年《中国急性缺血性卒中诊治指南》推荐建议：

（1）准备溶栓者，血压应控制在收缩压<180 mmHg、舒张压<110 mmHg。

（2）缺血性卒中后 24h 内血压升高的患者应谨慎处理。应先处理紧张焦虑、疼痛、恶心呕吐及颅内压增高等情况。血压持续升高，收缩压≥200 mmHg 或舒张压≥110 mmHg，或伴有严重心功能不全、主动脉夹层、高血压脑病的患者，可予降压治疗，并严密观察血压变化。可选用拉贝洛尔、尼卡地平等静脉药物，避免使用引起血压急剧下降的药物。

（3）卒中后若病情稳定，血压持续≥140/90 mmHg，无禁忌证，可于起病数天后恢复使用发病前服用的降压药物或开始启动降压治疗。

（4）卒中后低血压的患者应积极寻找和处理原因，必要时可采用扩容升压措施。可静脉输注 0.9%氯化钠溶液纠正低血容量，处理可能引起心排出量减少的心脏问题。

2014 年《中国缺血性卒中和短暂性脑缺血发作二级预防指南》推荐建议：

（1）既往未接受降压治疗的缺血性脑卒中或 TIA 患者，发病数天后如果收缩压≥140 mmHg 或舒张压≥90 mmHg，应启动降压治疗（Ⅰ级推荐，A 级证据）；对于血压<140/90 mmHg 的患者，其降压获益并不明确（Ⅱ级推荐，B 级证据）。

（2）既往有高血压病史且长期接受降压治疗的缺血性脑卒中或 TIA 患者，如果没有绝对禁忌，发病数天后应重新启动降压治疗（Ⅰ级推荐，A 级证据）。

（3）由于颅内大动脉粥样硬化性狭窄（狭窄率 70%~99%）导致的缺血性脑卒中或 TIA 患者，推荐收缩压降至 140 mmHg 以下，舒张压降至 90 mmHg 以下（Ⅱ级推荐，B 级证据）。由于低血流动力学原因导致的脑卒中或 TIA 患者，应权衡降压速度与幅度对患者耐受性及血液动力学影响（Ⅳ级推荐，D 级证据）。

（4）降压药物种类和剂量的选择及降压目标值应个体化，应全面考虑药物、脑卒中的特点和患者三方面因素（Ⅱ级推荐，B级证据）。

9. 合并高血压的颅内动脉或者颈动脉狭窄患者血压如何控制？

降压治疗，不但能延缓颅内外动脉粥样硬化的发展，而且能降低缺血性卒中风险。对伴有高血压的颅内动脉狭窄或颈动脉狭窄患者进行降血压治疗，可降低脑卒中的发生风险，已成为业内学者的共识，但确定降压的目标值至关重要。

（1）颈动脉狭窄时：对无症状性颈动脉狭窄的高血压患者，血压控制的目标值目前的共识是将血压控制在 140/90 mmHg 以下，而对症状性颈动脉狭窄高血压患者尽管应该降压治疗（超急性期除外），但降压的目标值尚无共识，应结合临床具体情况，避免加重脑缺血。

（2）颅内动脉狭窄时：颅内动脉粥样硬化性狭窄合并高血压的患者应积极控制血压，降压启动时机及目标值应个体化，原则为逐步平稳降压；降压药物选择应基于充分考虑患者全身靶器官损害、患者耐受性等情况，可优先考虑长效钙拮抗剂（CCB）、血管紧张素Ⅱ受体阻滞剂（ARB）等药物。

《老年高血压的诊断与治疗中国专家共识（2011 版）》建议：双侧颈动脉狭窄 ≥70% 或存在严重颅内动脉狭窄时降压治疗应谨慎，收缩压一般不应<150 mmHg。

10. 缺血性卒中急性期高血糖干预的时机和干预的目标是什么？

卒中急性期合并高血糖和预后差相关，这在不同的卒中指南中有相近的描述，溶栓治疗的效果也受到高血糖的影响。其机制可能包括无氧酵解加重脑组织的酸中毒、乳酸性酸中毒、自由基损害，导致血脑脊液屏障破坏、加重脑水肿和促进脑梗死出血转化等。但关于降糖治疗能否改善卒中的预后，能否减少血管事件发生的证据有限。卒中急性期血糖干预的时机和干预目标，不同指南的观点存在差异。

一般建议，对于重症患者，当血糖>10 mmol/L 持续存在时，应给予胰岛素治疗。对于大多数重症患者，胰岛素治疗的目标值 7.8~10 mmol/L。对于非重症患者，没有明确的目标，若给予胰岛素治疗，目标为餐前血糖<7.8 mmol/L，随机血糖<10.0 mmol/L，前提是这些指标能够安全地达到。对于既往严格控制血糖的患者，指标可以更严格；对于存在严重合并症的患者，指标适当放松。

对于二级预防，根据2014年《中国缺血性卒中和短暂性脑缺血发作二级预防指南》建议，糖尿病血糖控制的靶目标为糖化血红蛋白（HbA$_1$C）<7%。但对于高危2型糖尿病患者血糖过低可能带来危害（增加病死率，Ⅰ级推荐，A级证据）。

11. 缺血性卒中患者急性期他汀类药物使用是否仍需以LDL为标准？

他汀类药物，即3-羟基-3-甲基戊二酰辅酶A还原酶抑制剂，是自阿司匹林、抗高血压药物问世之后，在缺血性脑卒中预防上最重要的进展。大规模的临床试验和荟萃分析已经证实，应用他汀类药物降低血脂水平可以安全有效地降低脑卒中发生和复发的风险。因此，他汀类药物已成为脑卒中一级预防和二级预防指南推荐的治疗药物。

2014年《中国缺血性卒中和短暂性脑缺血发作二级预防指南》推荐建议：

（1）对于非心源性缺血性脑卒中或TIA患者，无论是否伴有其他动脉粥样硬化证据，推荐高强度他汀类药物长期治疗以减少脑卒中和心血管事件的风险（Ⅰ级推荐，A级证据）。有证据表明当LDL-C下降≥50%或LDL-C≤1.8 mmol/L（70 mg/dl）

时，二级预防更有效（Ⅱ级推荐，B级证据）。

（2）对于 LDL-C≥2.6 mmol/L（100 mg/dl）的非心源性缺血性脑卒中或 TIA 患者，推荐强化他汀类药物治疗以降低脑卒中和心血管事件的风险（Ⅰ级推荐，A级证据）；对于 LDL-C<2.6 mmol/L（100 mg/dl）的缺血性脑卒中/TIA 患者，目前尚缺乏证据，推荐强化他汀类药物治疗（Ⅱ级推荐，C级证据）。

（3）由于颅内大动脉粥样硬化性狭窄（狭窄率70%～99%）导致的缺血性脑卒中或 TIA 患者，推荐高强度他汀类药物长期治疗以减少脑卒中和心血管事件的风险，推荐目标值为 LDL-C≤1.8 mmol/L（70 mg/dl）（Ⅰ级推荐，B级证据）。颅外大动脉狭窄导致的缺血性脑卒中或 TIA 患者，推荐高强度他汀类药物长期治疗以减少脑卒中和心血管事件的风险（Ⅰ级推荐，B级证据）。

（4）长期使用他汀类药物治疗总体上是安全的。有脑出血病史的非心源性缺血性脑卒中或 TIA 患者应权衡风险和获益合理使用（Ⅱ级推荐，B级证据）。

（5）他汀类药物治疗期间，如果监测指标持续异常并排除其他影响因素，或出现指标异常相应的临床表现，应及时减药或停药观察（参考：肝酶超过3倍正常值上限，肌酶超过5倍正常值上限，应停药观察）；老年患者或合并严重脏器功能不全的患者，初始剂量不宜过大（Ⅱ级推荐，B级证据）。

2014 年美国 AHA/ASA《卒中和 TIA 二级预防指南》更新版建议：无动脉粥样硬化性心血管疾病的缺血性卒中/TIA 患者，建议高强度他汀治疗，将 LDL-C 水平降至<2.6 mmol/L（100 mg/dl），以减少卒中和心血管事件（Ⅰ，C）。

2013 年美国 AHA/美国心脏病学会（ACC）的《治疗胆固醇以降低动脉粥样硬化性心血管疾病（ASCVD）风险指南》首

次将缺血性卒中/TIA 人群纳入可从强化他汀治疗中获益的 4 类 ASCVD 人群，其依据高质量证据对他汀获益人群、他汀的药物和剂量以及强化降脂的强度进行了推荐，并强调不同危险分层使用不同强度的他汀治疗是减少 ASCVD 事件的关键要素，治疗目的更加明确，治疗理念更加积极。该指南指出，高强度他汀和瑞舒伐他汀 20 mg 或阿托伐他汀 80 mg 能够降低 LDL-C≥50% 并在随机对照试验（RCT）中显示减少 ASCVD 事件。新指南是他汀强化降脂策略的进一步延续，也为缺血性卒中患者的他汀治疗策略指明了方向。综观国内外指南或共识，尽管推荐方式略有不同，但其目的一致，即为确保动脉粥样硬化性缺血性卒中/TIA 患者获益最大化，应强化降低 LDL-C，推荐将 LDL-C 降低≥50% 或 LDL-C 水平<1.8mmol/L（70 mg/dl）。

12. TIA/轻型卒中患者二级预防规范有哪些？

在急性脑血管病事件中，短暂性脑缺血发作（TIA）和急性缺血性轻型卒中（简称"轻型卒中"），由于其"非致残性"和"早期不稳定"等共同特征，经常作为一类"急性非致残性脑血管事件"进行诊疗或开展研究。

目前常用的 TIA 定义：TIA 是由脑、脊髓或视网膜缺血所引起的短暂性神经功能障碍，不伴有急性梗死。缺血性轻型卒中定义：一种血管原因所致的突发性局灶性轻型神经功能障碍（定义为 NIHSS≤3 分），持续时间≥24 h，或神经功能障碍是由于影像学与临床症状相关的缺血性梗死所致而不是由影像学检查发现的脑出血所致。

关于 TIA/轻型卒中患者二级预防，《短暂性脑缺血发作与轻型卒中抗血小板治疗中国专家共识 2014 年》建议：

（1）TIA 和轻型卒中是最为重要的脑血管病急症，越早期卒中复发风险越高，应该引起高度重视（Ⅰ级推荐、C 级证据）。

（2）推荐使用 ABCD^2 等危险分层工具，尽快识别 TIA/轻型卒中高危患者，尽早启动如血管评价、抗栓、稳定斑块和血压管理等综合干预措施（Ⅰ级推荐、C级证据）。

（3）具有高卒中复发风险（ABCD^2 评分≥4分）的急性非心源性 TIA（根据24小时时间定义）或轻型卒中（NIHSS 评分≤3分）急性期患者（起病24小时内），应尽早给予氯吡格雷联合阿司匹林治疗21天（氯吡格雷首次负荷量300 mg，随后氯吡格雷单药治疗75 mg/d），总疗程为90天。此后，氯吡格雷、阿司匹林均可作为长期二级预防一线用药（Ⅰ级推荐、A级证据）。

13. Essen 评分在临床上的意义是什么？

Essen 评分是卒中复发危险分层的重要工具，按照 Essen 评分，患者的卒中复发风险可分为低危（0~2分）、高危（3~6分）和极高危（7~9分）。Essen 评分≥3分的高危患者年卒中复发率（7.4%），显著高于 Essen<3分的低危患者（4.2%）。针对不同复发风险分层，医生可个体化选择患者的二级预防药物。对于评分≥3分的高危患者，需要采用更积极的抗血小板治疗（如氯吡格雷75 mg/d）。

14. 动脉夹层患者如何选择抗栓治疗？

对于青年卒中或者隐源性卒中，动脉夹层是临床上应最先考虑筛查的病因。各国指南中关于动脉夹层所致卒中的病理生理机制意见较为统一，即动脉夹层造成的血管管腔狭窄低灌注和动脉到动脉栓塞是导致脑缺血主要的机制。长期以来，根据动脉夹层的病理生理和临床观察，抗凝治疗一直是教科书和各国指南中推荐的经典治疗。

《中国颈部动脉夹层诊治指南2015》推荐建议：

（1）由于缺乏在颈动脉夹层急性期或长期使用抗栓治疗的随机对照研究，基于长期临床实践，推荐在颈动脉夹层形成的急性期，使用抗血小板或抗凝治疗（Ⅰ级推荐，B级证据）。

（2）抗血小板或抗凝治疗均可预防症状性颈动脉夹层患者卒中或死亡风险（Ⅰ级推荐，B级证据）。临床上可结合具体情况选择。颈动脉夹层患者出现伴大面积脑梗死、神经功能残疾程度严重（NIHSS评分>15）、有使用抗凝禁忌时，倾向使用抗血小板药物；如果夹层动脉出现重度狭窄、存在不稳定血栓、管腔内血栓或假性动脉瘤时，倾向使用抗凝治疗（Ⅲ级推荐，C级证据）。

（3）目前缺乏足够的证据对抗血小板治疗的疗程和种类进行推荐。应结合患者颈动脉夹层病因、血管病变程度，决定抗血小板治疗的疗程，通常维持抗血小板治疗3~6个月（Ⅱ级推荐，B级证据）。应对患者进行随访，疗程结束时，如仍然存在动脉夹层，推荐长期抗血小板药物治疗（Ⅱ级推荐，C级证据）。对伴有结缔组织病或颈动脉夹层复发或有颈动脉夹层家族史的颈动脉夹层患者，可考虑长期抗血小板治疗（Ⅱ级推荐，C级证据）。可单独应用阿司匹林、氯吡格雷或双嘧达莫；也可选择阿司匹林联合氯吡格雷或阿司匹林联合双嘧达莫（Ⅰ级推荐，B级证据）。

（4）目前缺乏足够的证据对抗凝治疗的疗程和种类进行推荐。对出现缺血性卒中或TIA的颈动脉夹层患者，通常维持抗凝治疗3~6个月（Ⅱ级推荐，B级证据）。应对患者进行随访，疗程结束时如仍然存在动脉夹层，推荐更换为抗血小板药物治疗（Ⅲ级推荐，C级证据）。普通肝素、低分子肝素或华法林都是可选择的治疗药物，通常在普通肝素、低分子肝素治疗后，改为口服华法林维持治疗；肝素治疗时维持活化部分凝血酶时间达到50~70 s，华法林抗凝治疗时维持INR 2~3（Ⅱ级推荐，C级证据）。

2014年美国AHA/ASA《缺血性卒中/短暂性脑缺血发作二

级预防指南》对动脉夹层的推荐：

（1）对于有颅外颈动脉或椎动脉夹层的缺血性卒中或 TIA 患者，至少进行 3~6 个月的抗栓治疗是合理的（Ⅱa 级推荐，B 级证据）。

（2）对于有颅外颈动脉或椎动脉夹层的缺血性卒中/TIA 患者，抗血小板治疗还是抗凝治疗哪个更有效尚不确定（Ⅱb 级推荐，B 级证据）。

（3）对于有颅外颈动脉或椎动脉夹层的缺血性卒中或 TIA 患者，使用最佳药物治疗但仍出现明确的复发脑缺血事件，可以考虑血管内治疗（支架）（Ⅱb 级推荐，C 级证据）。

（4）有颅外颈动脉或椎动脉夹层的缺血性卒中或 TIA 患者，在药物治疗和血管内治疗失败或不适合血管内治疗者明确出现脑缺血事件再发的，可以考虑手术治疗（Ⅱb 级推荐，C 级证据）。

15. 大动脉粥样硬化性脑卒中患者的非药物治疗选择有哪些？

2014 年《中国缺血性卒中和短暂性脑缺血发作二级预防指南》对症状性大动脉粥样硬化性缺血性脑卒中或 TIA 的非药物治疗推荐建议：

颈动脉颅外段狭窄

目前，颈动脉内膜剥脱术（CEA）和颈动脉支架置入术（CAS）已成为症状性颈动脉狭窄除内科药物治疗外的主要治疗手段。但哪些患者需要进行 CEA 或 CAS 治疗，还要权衡利弊。

推荐意见：

（1）对于近期发生 TIA 或 6 个月内发生缺血性脑卒中合并同侧颈动脉颅外段严重狭窄（70%~99%）的患者，如果预计围术期死亡和卒中复发<6%，推荐进行 CEA 或 CAS 治疗（Ⅰ级推荐，A 级证据）。CEA 或 CAS 的选择应依据患者个体化情况

（Ⅱ级推荐，B级证据）。

（2）对于近期发生TIA或6个月内发生缺血性脑卒中合并同侧颈动脉颅外段中度狭窄（50%~69%）的患者，如果预计围术期死亡和卒中复发<6%，推荐进行CEA或CAS治疗（Ⅰ级推荐，A级证据）。CEA或CAS的选择应依据患者个体化情况（Ⅱ级推荐，B级证据）。

（3）颈动脉颅外段狭窄程度<50%时，不推荐行CEA或CAS治疗（Ⅰ级推荐，A级证据）。

（4）当缺血性脑卒中或TIA患者有行CEA或CAS的治疗指征时，如果无早期再通禁忌证，应在2周内进行手术（Ⅱ级推荐，B级证据）。

颅外椎动脉狭窄

目前关于颅外椎动脉狭窄的研究较少，导致证据强度不高。推荐意见：症状性颅外椎动脉粥样硬化狭窄患者，内科药物治疗无效时，可选择支架置入术作为内科药物治疗辅助技术手段（Ⅱ级推荐，C级证据）。

锁骨下动脉狭窄和头臂干狭窄

动脉粥样硬化多累及锁骨下动脉和头臂干，严重狭窄可引发一系列临床症状。对于有症状的患者，应考虑通过血管内技术或者外科手术进行血运重建。推荐意见：

（1）锁骨下动脉狭窄或闭塞引起后循环缺血症状（锁骨下动脉窃血综合征）的缺血性脑卒中或TIA患者，如果标准内科药物治疗无效，且无手术禁忌，可行支架置入术或外科手术治疗（Ⅱ级推荐，C级证据）。

（2）颈总动脉或者头臂干病变导致的TIA和缺血性脑卒中患者，内科药物治疗无效，且无手术禁忌，可行支架置入术或外科手术治疗（Ⅱ级推荐，C级证据）。

颅内动脉狭窄

　　颅内动脉粥样硬化是脑卒中最常见病因之一，介入治疗是症状性颅内动脉粥样硬化病变的治疗手段之一。但目前仅有小样本研究证据，还需要进行更多研究证据加以证实。推荐意见：

　　对于症状性颅内动脉粥样硬化性狭窄≥70%的缺血性脑卒中或 TIA 患者，在标准内科药物治疗无效的情况下，可选择血管内介入治疗作为内科药物治疗的辅助技术手段，但患者的选择应严格而慎重（Ⅲ级推荐，C 级证据）。

　　2015 年《急性缺血性卒中血管内治疗中国指南》推荐建议：

　　患者的选择推荐

　　（1）实施血管内治疗前，尽量使用无创影像检查明确有无颅内大血管闭塞（Ⅰ级推荐，A 级证据）。

　　（2）发病 3 小时内 NIHSS 评分≥9 分或发病 6 小时内 NIHSS 评分≥7 分时，提示存在大血管闭塞（Ⅱa 级推荐，B 级证据）。

　　（3）不推荐影像提示大面积梗死的患者进行血管内治疗（Ⅲ级推荐，C 级证据）。大面积梗死定义为 CT 或 DWI 影像的 ASPECTS 评分<6 分或梗死体积≥70ml 或梗死体积>1/3 大脑中动脉（MCA）供血区。确定梗死体积和半暗带大小的影像技术适用于患者选择。与血管内治疗功能性预后相关（Ⅱa 级推荐，B 级证据）。

　　（4）单纯高龄的大血管闭塞患者可以选择血管内治疗（Ⅰ级推荐，A 级证据）。

　　治疗方案推荐

　　动脉溶栓：

　　（1）动脉溶栓开始时间越早临床预后越好（Ⅰ级推荐，B 级证据）。

　　（2）动脉溶栓需要在由多学科协作的急诊绿色通道及神经介入条件的医院实施（Ⅰ级推荐，C 级证据）。

（3）可以在足量静脉溶栓基础上对部分适宜患者进行动脉溶栓（Ⅰ级推荐，B级证据）。发病6小时内的MCA供血区的急性缺血性卒中，当不适合静脉溶栓或静脉溶栓无效且无法实施机械取栓时，可严格筛选患者后实施动脉溶栓（Ⅰ级推荐，B级证据）。

（4）急性后循环动脉闭塞患者，动脉溶栓时间窗可延长至24小时（Ⅱb级推荐，C级证据）。

机械取栓：

（1）推荐使用机械取栓治疗发病6小时内的急性前循环大血管闭塞性卒中，发病4.5小时内可在足量静脉溶栓基础上实施（Ⅰ级推荐，A级证据）。

（2）如有静脉溶栓禁忌，建议将机械取栓作为大血管闭塞的可选择的治疗方案（Ⅰ级推荐，A级证据）。

（3）有机械取栓指征时应尽快实施（Ⅰ级推荐，A级证据）。有静脉溶栓指征时，机械取栓不应妨碍静脉溶栓，静脉溶栓也不能延误机械取栓（Ⅰ级推荐，A级证据）。

（4）机械取栓时，建议就诊到股动脉穿刺的时间在60~90分钟，就诊到血管再通的时间在90~120分钟（Ⅱa级推荐，B级证据）。

（5）优先使用支架取栓装置进行机械取栓（Ⅰ级推荐，A级证据）；可酌情使用当地医疗机构批准的其他取栓或抽吸取栓装置（Ⅱb级推荐，B级证据）。

（6）机械取栓后，再通血管存在显著的狭窄，建议密切观察，如TICI分级小于2b级建议行血管内成形术（球囊扩张和/或支架置入术）（Ⅱb级推荐，C级证据）。

（7）急性基底动脉闭塞患者应行多模态影像（CT或MRI）检查，评估后可实施机械取栓，可在静脉溶栓基础上进行，或者按照当地伦理委员会批准的随机对照血管内治疗试验进行

（Ⅱa 级推荐，B 级证据）。

（8）机械取栓应由多学科团队共同达成决定，至少包括一名血管神经病学医师和一名神经介入医师，在经验丰富的中心实施机械取栓（Ⅱa 级推荐，C 级证据）。

（9）机械取栓的麻醉方案要个体化，尽全力避免取栓延迟（Ⅱa 级推荐，B 级证据）。

16. 缺血性卒中并发出血转化的治疗方案有哪些？

临床医生面对的最困难的问题之一是颅内出血患者如何进行抗栓治疗。在决定 ICH 后是否重新开始抗栓治疗时，必须考虑复发性 ICH 与脑缺血之间的相对风险。脑梗死出血转化发生率为 8.5%~30%，其中有症状的为 1.5%~5%。心源性脑栓塞、大面积脑梗死、占位效应、早期低密度征、年龄大于 70 岁、应用抗栓药物（尤其是抗凝药物）或溶栓药物等会增加出血转化的风险。研究显示无症状性出血转化的预后与无出血转化相比差异并无统计学意义，目前尚缺乏对其处理的研究证据；也缺乏症状性出血转化后怎样处理和何时重新使用抗栓药物（抗凝和抗血小板）的高质量研究证据。目前对无症状性出血转化者尚无特殊治疗建议。

2014 年《中国急性缺血性卒中诊治指南》对梗死后出血（出血转化）的推荐：

（1）症状性出血转化：停用抗栓（抗血小板、抗凝）治疗等致出血药物（Ⅰ级推荐，C 级证据）；与抗凝和溶栓相关的出血处理等可参见脑出血指南。

（2）何时开始抗凝和抗血小板治疗：对需要抗栓治疗的患者，可于症状性出血转化病情稳定后 10 天~数周后开始抗栓治疗，应权衡利弊；对于再发血栓风险相对较低或全身情况较差者，可用抗血小板药物代替华法林。

2014 年《中国缺血性卒中和短暂性脑缺血发作二级预防指

南》对颅内出血后抗栓药物的使用推荐：

（1）抗栓治疗相关颅内出血发生后，应评估患者的抗栓风险及效益，选择是否继续抗栓治疗（Ⅱ级推荐，B级证据）。

（2）在急性脑出血、蛛网膜下腔出血或硬脱下血肿后，患者如需恢复或启动抗栓治疗，建议在发病1周后开始（Ⅱ级推荐，B级证据）。

（3）对于出血性脑梗死患者，根据具体临床情况和潜在的抗凝治疗指征，可以考虑继续进行抗栓治疗（Ⅱ级推荐，C级证据）。

2014年美国AHA/ASA《卒中或TIA患者二级预防指南》，对脑出血后的抗凝治疗推荐：

（1）抗栓治疗相关性颅内出血后重启抗栓治疗的决定，取决于随后发生动脉或静脉栓塞的风险、颅内出血复发的风险以及患者的总体状况，因此，必须对每例患者进行个体化评估。脑梗死风险相对比较低的患者（例如既往无缺血性卒中的房颤患者）和颅内出血复发风险较高的患者（例如脑叶出血或可能存在脑淀粉样血管病的老年患者）或整体神经功能非常差的患者，可考虑应用抗血小板药物预防缺血性卒中（Ⅱb，B）。

（2）对于急性脑出血、蛛网膜下腔出血、硬膜下血肿后需要启动或恢复抗凝治疗的患者，最佳时间尚不确定。然而对于大多数患者，≥1周应该是合理的（Ⅱb，B）。

（3）对于出血性脑梗死患者，根据具体临床情况和潜在的抗凝治疗适应证，可以考虑继续抗凝治疗（Ⅱb，C）。

《华法林抗凝治疗的中国专家共识（2013）》针对出血性卒中后的治疗参考国外指南提出如下建议：

（1）如果患者有原发性颅内出血病史，通常不建议长期应用抗栓治疗来预防缺血性卒中。

（2）某些患者如果颅内出血危险较低（如深部出血）而血

栓的危险极高，如机械瓣植入术后或房颤 CHADS$_2$ 评分大于 4 分的患者，仍然可考虑抗凝治疗。此时，应该严密监测，以降低出血风险。

17. 脑卒中后睡眠日夜颠倒有无有效的治疗方案？

睡眠障碍是卒中的一种常见并发症，不仅影响患者躯体康复和心身健康，而且会加重高血压、糖尿病等，甚至诱发脑梗死或脑出血复发。卒中引起的睡眠障碍又称器质性睡眠障碍，主要是指睡眠质量、数量或时间发生紊乱，包括睡眠结构紊乱、睡眠持续时间异常以及阻塞性睡眠呼吸暂停综合征。

对于卒中后睡眠障碍的治疗，主要包括认知行为疗法（CBT）和药物治疗。CBT 是指通过教授睡眠卫生知识、刺激控制、睡眠限制和认知疗法等措施，使患者形成规律的睡眠行为和睡眠习惯的综合干预措施。对于失眠患者，应根据失眠类型选择不同种类的药物。入睡困难者给予速效镇静催眠药物，如咪达唑仑、三唑仑和扎来普隆等；早醒者给予中或长半衰期镇静催眠药物，如艾司唑仑、地西泮等；睡眠维持困难（频繁觉醒）者给予阿普唑仑、艾司唑仑等镇静催眠药物；伴有焦虑或抑郁者应用非苯二氮䓬类药物，如唑吡坦等，可加用选择性 5-羟色胺或去甲肾上腺素再摄取抑制药治疗，疗效肯定。对于过度睡眠患者，一般应用中枢兴奋剂，如莫达非尼、哌甲酯（利他林）等，但患者易出现心动过速、激惹和头痛等不良反应。

18. 缺血性卒中患者并发癫痫的治疗方案有哪些？

缺血性脑卒中后癫痫的早期发生率为 2%～33%，晚期发生率为 3%～67%。目前缺乏脑卒中后是否需预防性使用抗癫痫药或治疗脑卒中后癫痫的证据。

按照 2014 版《中国急性缺血性卒中诊治指南》推荐建议：

（1）不推荐预防性应用抗癫痫药物（Ⅳ级推荐，D 级证据）。

（2）孤立发作一次或急性期癫痫发作控制后，不建议长期使用抗癫痫药物（Ⅳ级推荐，D级证据）。

（3）卒中后2~3个月再发的癫痫，建议按癫痫常规治疗进行长期药物治疗（Ⅰ级推荐，D级证据）。

（4）卒中后癫痫持续状态，建议按癫痫持续状态治疗原则处理（Ⅰ级推荐，D级证据）。

19. 烟雾病基层医疗单位如何治疗？

烟雾病（moyamoya disease，MMD）是以颈内动脉末端以及大脑前动脉和大脑中动脉起始部进行性狭窄、脑底穿支动脉代偿性扩张为特征的脑血管病。遗传和环境因素均参与该病的发病机制，但确切病因不明。对于儿童或中青年不明原因性卒中、反复交替性TIA、脑室出血、脑出血合并脑梗死、脑叶出血或梗死以及非原位再出血等，均需考虑MMD的可能。MMD是一种进展性疾病，没有任何已知的治疗方法可逆转其自然病程。研究显示，MMD进展率高，即使在无症状患者中亦如此，单纯的药物治疗不能阻止疾病的进展。

药物治疗，包括抗血小板药、抗凝药、钙通道阻滞药，主要用于手术高危患者或病情相对轻微的患者，但几乎没有资料说明药物治疗的短期或长期疗效。对于以急性缺血性卒中起病的患者，可使用抗血小板药以降低动脉狭窄部位血栓形成的风险。血运重建术似乎对预防MMD患者发生卒中有益，但手术适应证、时机、术式选择和疗效评价等还有待大型临床随机试验进一步探讨。

20. 脑卒中偏瘫患者的康复治疗方案有哪些？

脑卒中患者的康复疗法一般包括三个方面：

（1）营养治疗：误吸为可预防的卒中并发症。卒中患者做初始体检时、启动经口营养或服药前，应评价导致误吸的风险因素，含吞咽评估。直到受过培训的康复专业人员完成评估，若患者存有因吞咽迟钝或吞咽困难而至误吸的风险，应严格限制经口营养和服药。有些患者需做改良吞钡试验。采取措施避免发生脱水和营养不良，因为两者可导致卒中后不良结果。所有不能经口摄入营养和水的患者，应接受充足静脉维持液和经鼻胃或鼻十二指肠管肠道喂养。若需延长肠内营养，而且患者也同意（若患者交流困难，与代理人协商），可做经皮内镜下胃造瘘术。

（2）物理和职业治疗：物理和职业治疗为卒中患者康复治疗的重要组分，不宜拖延。早期启动治疗能改善神经功能结局，并使深静脉血栓、肌肉挛缩、压疮和肺炎发生率下降。

（3）言语治疗：并非所有急性卒中患者都有言语障碍。不过有证据表明，若患者存在言语障碍，早期治疗可使结果有效改善。

第八章　常用卒中量表

常用卒中量表概览

溶栓常用量表	神经功能缺损评估：NIHSS 评分
	功能结局评估：mRS 评分
	溶栓后出血评估：SICH 评分
	溶栓预后不良：DRAGON 评分
抗凝相关量表	房颤鉴别评分：STAF 评分
	房颤患者卒中风险评估：CHADS$_2$ 评分
	房颤患者卒中风险评估：CHA$_2$DS$_2$-VASc 评分
	抗凝治疗出血风险评估：HAS-BLED 评分
卒中风险评估量表	卒中患者卒中复发风险：Essen 评分
	TIA 后早期卒中风险：ABCD 系列评分
并发症评估量表	深静脉血栓：改良的 Well 评分
	吞咽困难：洼田饮水试验
	住院患者营养不良风险筛查：2002NRS
	卒中后肺炎：AIS-APS 评分
脑出血常用量表	脑出血临床分级：ICH 评分
	SAH 临床分级：Hunt-Hess 评分
	SAH 临床分级：WFNS-SAH 分级
	SAH 后脑血管痉挛风险评估：改良 Fisher 分级
	Glasgow 昏迷评分：GCS 评分
预后评估量表	日常生活活动能力评估：Barthel 指数
TIA：短暂性脑缺血发作；ICH：脑出血；SAH：蛛网膜下腔出血	

1. 溶栓常用量表

（1）NIHSS 评分：神经功能缺损程度评估。

（2）mRS 评分：功能结局评估。

（3）SICH 评分：溶栓后出血评估。

（4）DRAGON 评分：溶栓预后不良评估。

（1）美国国立卫生研究院卒中量表（NIH Stroke Scale，NIHSS）：评估神经功能缺损程度。

NIHSS 评分

项目	评分标准（UN=untestable，无法检测）
1a 意识水平	0=清醒 1=嗜睡 2=昏睡 3=昏迷
1b 意识水平提问 （月份，年龄）	0=均正确 1=1 项正确；构音障碍/气管插管/语言障碍 2=均不正确或失语
1c 意识水平指令 （握手，闭眼）	0=均正确 1=一项正确 2=均不正确
2 凝视	0=正常 1=部分凝视麻痹 2=被动凝视或完全凝视麻痹（不能被眼头动作克服）
3 视野	0=正常 1=部分偏盲 2=完全偏盲 3=双侧偏盲；双盲，包括皮质盲

续 表

项目	评分标准（UN＝untestable，无法检测）
4 面瘫	0＝正常 1＝轻瘫 2＝部分（面下部区域） 3＝完全（单或双侧）
5a 左上肢运动	0＝无下落（上举90°或卧位45°，坚持10S） 1＝下落（上举90°或卧位45°，不能坚持10S） 2＝需努力抵抗重力（上举不能达90°或45°就下落） 3＝不能抵抗重力，立刻下落 4＝无运动 UN＝截肢或关节融合
5b 右上肢运动	0＝无下落（上举90°或卧位45°，坚持10S） 1＝下落（上举90°或卧位45°，不能坚持10S） 2＝需努力抵抗重力（上举不能达90°或45°就下落） 3＝不能抵抗重力，立刻下落 4＝无运动 UN＝截肢或关节融合
6a 左下肢运动	0＝无下落（抬起30°坚持5秒） 1＝下落，不撞击床（5秒末下落） 2＝需努力抵抗重力（5秒内就下落） 3＝不能抵抗重力，立刻下落 4＝无运动 UN＝截肢或关节融合
6b 右下肢运动	0＝无下落（抬起30°坚持5秒） 1＝下落，不撞击床（5秒末下落） 2＝需努力抵抗重力（5秒内就下落） 3＝不能抵抗重力，立刻下落 4＝无运动 UN＝截肢或关节融合

续　表

项目	评分标准（UN＝untestable，无法检测）
7 肢体共济失调	0＝无共济失调 1＝一侧有 2＝两侧均有 0＝麻痹；截肢或关节融合
8 感觉	0＝正常 1＝轻到中度感觉缺失 2＝重到完全感觉缺失；四肢瘫痪；昏迷无反应
9 语言	0＝正常 1＝轻到中度失语 2＝严重失语 3＝哑或完全失语；昏迷无反应
10 构音障碍	0＝正常 1＝轻到中度，能被理解，但有困难 2＝哑或严重构音障碍 UN＝气管插管/无法检测
11 忽视症	0＝正常 1＝视/触/听/空间/个人忽视；或对双侧刺激消失 2＝严重的偏身忽视或一种以上的忽视（如不认识自己手或只能对 一侧空间定位）
总分	

溶栓前后的 NIHSS 评分常见检测时间点：
- 溶栓前；
- 溶栓后 2 小时；
- 溶栓后 24 小时；
- 溶栓后 7 天；
- 溶栓后 90 天。

注释

1）NIHSS 评分用于评估卒中患者神经功能缺损程度。

2）基线评估可以评估卒中严重程度，治疗后可以定期评估治疗效果。

3）基线评估>16 分的患者很有可能死亡，而<6 分的很有可能恢复良好；每增加 1 分，预后良好的可能性降低 17%。

4）评分范围为 0~42 分，分数越高，神经受损越严重，分级如下：

0~1 分：正常或近乎正常；

1~4 分：轻度卒中/小卒中；

5~15 分：中度卒中；

15~20 分：中-重度卒中；

21~42 分：重度卒中。

参 考 文 献

1. Measurements of acute cerebral infarction：A clinical examination scale. Stroke. 1989；20：864-870.

（2）改良 Rankin 量表（modified Rankin Scale，mRS）：评估卒中后功能结局。

mRS 评分

分级	描述
0	完全无症状
1	有症状，但无明显功能障碍，能完成所有日常工作和生活

续　表

分级	描述
2	轻度残疾，不能完成病前所有活动，无需帮助能完成自己的日常事务
3	中度残疾，需部分帮助，但能独立行走
4	中重度残疾，不能独立行走，日常生活需别人帮助
5	重度残疾，卧床，二便失禁，日常生活完全依赖他人
6	死亡

溶栓前后的常见检测时间点：

- 溶栓前；
- 溶栓 7 天；
- 溶栓 90 天。

注释

mRS 评分用来评估卒中后功能预后结局。

参　考　文　献

1. Interobserver agreement for the assessment of handicap in stroke patients. Stroke. 1988；19：604-607.

（3）SICH（SITS Symptomatic Intracerebral Hemorrhage Risk Score）评分：评估静脉溶栓后症状性脑出血风险。

SICH 评分 （SITS 模型）

危险因素	分值
阿司匹林+氯吡格雷	3
单用阿司匹林	2
NIHSS ≥13	2
NIHSS 7~12	1
血糖≥10 mmol/L （180mg/dl）	2
年龄≥72 岁	1
收缩压≥146 mmHg	1
体重≥95 kg	1
发病到治疗时间≥180 min	1
高血压病史	1

基于 SICH 分值的脑出血危险分层

危险分层	总分	SICH 率 （95%CI）
低	0~2	0.4%（0.2%~0.6%）
平均水平	3~5	1.5%（1.3%~1.7%）
中	6~8	3.6%（3.1%~4.1%）
高	≥9	9.2%（5.9%~12.5%）

注释

1）该评分是预测静脉溶栓后症状性脑出血（SICH）的常用量表之一。

2）症状性脑出血定义（SITS-MOST 标准）：溶栓后 36 h 内，相对基线/最低 NIHSS 增加≥4 分，影像显示有占位效应的脑血肿。

3）分值≥10 分患者发生 SICH 的风险是 0 分患者的约

70 倍。

参 考 文 献

1. Predicting the Risk of Symptomatic Intracerebral Hemorrhage in Ischemic Stroke Treated With Intravenous Alteplase：Safe Implementation of Treatments in Stroke（SITS）Symptomatic Intracerebral Hemorrhage Risk Score. Stroke. 2012；43：1524-1531.

（4）DRAGON 评分：预测静脉溶栓三个月临床预后

DRAGON 评分

项目	分值
入院头部 CT 脑动脉高密度影或早期梗死征象	
无	0
任一项	1
两项	2
卒中前 mRS>1	
否	0
是	1
年龄	
<65 岁	0
65~79 岁	1
≥80 岁	2
入院时血糖 mmol/L（mg/dl）	
≤8（<144）	0
>8（≥144）	1

续　表

项目	分值
发病到治疗时间	
≤90 分钟	0
>90 分钟	1
入院 NIHSS 评分	
0~4	0
5~9	1
10~15	2
>15	3
计算	

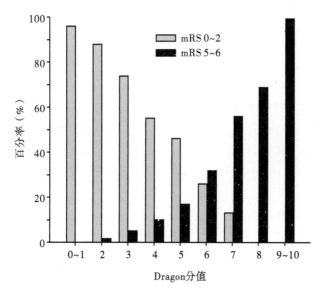

图　不同分值的三个月预后

注：良好结局：mRS　0~2；不良结局：mRS　5~6

注释

1）该评分基于缺血性卒中患者入院后至溶栓治疗前可得到的变量，预测行静脉溶栓治疗的 3 个月临床预后，以判断患者是否行溶栓治疗。

2）分值范围为 0~10，分值越高，预后越差。

3）7 分为一个界值，出现良好结局的可能性在 0~2 分和 3 分患者分别为极高（90%左右）、高（70%以上）；7 分以上几乎无一例预后良好。

参 考 文 献

1. Predicting outcome of IV thrombolysis-treated ischemic stroke patients: The DRAGON score. Neurology. 2012; 78: 427-432.

2. 抗凝相关量表

（1）STAF 评分：房颤鉴别评分。

（2）CHADS$_2$ 系列评分：房颤患者卒中风险评估。

（3）CHA$_2$DS$_2$-VASc 评分：房颤患者卒中风险评估。

（4）HAS-BLED 评分：抗凝治疗出血风险评估。

（1）STAF（score for the targeting of atrial fibrillation，STAF）评分：房颤鉴别评分。

STAF 评分

项目	分值
年龄（岁）	
>62	2
≤62	0
基线 NIHSS	
≥8	1
<8	0
左房扩大	
是	2
否	0
血管原因	
是	0
否	3

注释

1）血管原因定义：大动脉粥样硬化（症状性颅内或颅外动脉狭窄≥50%）、小动脉粥样硬化（腔隙综合征）及症状性动脉夹层。

2）本量表用于鉴别心源性与动脉源性脑栓塞。总分 0~8，若总分≥5 分，90% 可能是心源性；若<5 分，动脉源性可能性大。

参 考 文 献

1. Score for the targeting of atrial fibrillation（staf）：A new approach to the detection of atrial fibrillation in the secondary prevention of ischemic stroke. Stroke. 2009；40：2866-2868.

（2）CHADS$_2$ 评分：房颤患者卒中风险评估。

CHADS$_2$ 评分：非瓣膜性房颤患者卒中风险评估

危险因素	分值
近期充血性心衰史（CHF）	1
高血压病史（HP）	1
≥ 75 岁（AGE）	1
糖尿病（DM）	1
脑卒中/TIA（Stroke）	2

基于 CHADS$_2$ 评分的危险分层及治疗推荐

危险分层	分值	卒中年发生率	治疗推荐
低	0	1.9（1.2~3.0）%	阿司匹林
低-中	1	2.8（2.0~3.8）%	华法林 INR 2~3 或阿司匹林[†]
中	2[*]	4.0（3.1~5.1）%	华法林 INR2~3[†]
高	3	5.9（4.6~7.3）%	华法林 INR2~3[††]
极高	≥4	>8%	华法林 INR2~3[††]

[*]：所有具有既往卒中/TIA 的非瓣膜性房颤患者均为高危患者，应给予抗凝治疗；CHADS$_2$ 评分仅用于一级预防。

[†]：综合患者意愿、出血风险和抗凝监测条件决定。对 1 分者，使用华法林 1 年的 NNT 约为 100，只有良好的抗凝控制才能有获益。

[††]：对年龄>75 岁者，部分专家推荐目标 INR 为 1.6~2.5。

注释

1）该量表为 2006 年美国心脏学会（AHA）卒中一级预防指南推荐，用于评估房颤患者的卒中风险。

2）不能耐受口服抗凝剂（OAC）、OAC 禁忌、不接受

OAC、无条件行 INR 监测的房颤患者，应用阿司匹林。

参 考 文 献

1. Gage BF，Waterman AD，et al. Validation of clinical classification schemes for predicting stroke. Results from the National Registry of Atrial Fibrillation. JAMA. 2001；285：2864-2870.
2. 2006 AHA Guidleline：Primary Prevention of Ischemic Stroke. Stroke. 2006；37：1583-1633.

（3）CHA$_2$DS$_2$-VASc 评分：房颤患者卒中风险评估。

CHA$_2$DS$_2$-VASc 评分

项目	分值
充血性心力衰竭/左室功能不全	1
高血压	1
≥75 岁	2
糖尿病	1
卒中/TIA/血栓栓塞	2
血管疾病（包括既往心梗、主动脉斑块、周围动脉疾病）	1
65~74 岁	1
女性	1
总分	9

基于分值的危险分层和治疗推荐

危险分层	CHA_2DS_2-VASc 分值	抗栓治疗
低危	分值为 0，无危险因素 分值为 1（因女性），<65 岁的孤立性房颤患者	不予抗栓治疗
中危	分值为 1	基于出血风险评估及患者意愿，考虑 OAC
高危	分值≥2	若无禁忌证，推荐 OAC
若患者拒绝使用 OAC，可考虑抗血小板治疗，使用阿司匹林联合氯吡格雷或阿司匹林单用		

注释

1) 该评分由 $CHADS_2$ 评分演变而来，为 2012 年欧洲房颤指南推荐。

2) 相比 $CHADS_2$，该评分能识别无需抗栓治疗的"真正低风险"患者：年龄<65 岁的孤立性房颤（不考虑性别因素或该评分为 0）。

3) $CHADS_2$ 评分可作为一种初始、快速和容易记忆的卒中风险评估方法，对 $CHADS_2$ 评分为 0 ~ 1 的患者，建议使用 $CHA_2DS_2-VAS_C$ 评分系统。

参 考 文 献

1. Refining clinical risk stratification for predicting stroke and thromboembolism in atrial fibrillation using a novel risk factor-based approach：The euro heart survey on atrial fibrillation. Chest. 2010；137：263-272.

2. Validation of risk stratification schemes for predicting stroke and thromboembolism in patients with atrial fibrillation：Nationwide cohort study. BMJ. 2011；342：d124.

3. 2010 ESC-Guidelines for the management of atrial fibrillation. European Heart Journal. 2010; 31：2369-2429.

4. 2012 focused update of the ESC Guidelines for the management of atrial fibrillation. European Heart Journal. 2012; 33：2719-2747.

（4）HAS-BLED 评分：抗凝治疗出血风险评估。

HAS-BLED 评分

字母	临床特征	分值
H	高血压	1
A	肝、肾功能异常（各 1 分）	1 或 2
S	卒中史	1
B	出血史	1
L	INR 值波动	1
E	老年（>65 岁）	1
D	药物或嗜酒（各 1 分）	1 或 2
总分		最大值 9 分

注：高血压指收缩压>160mmHg；肝功能异常指慢性肝病（如肝硬化）或明显生化指标紊乱（如胆红素>正常值上限的 2 倍，且谷丙转氨酶/谷草转氨酶/碱性磷酸酶>正常值上限的 3 倍等）；肾功能异常定义为慢性透析或肾移植或血清肌酐≥200 μmmol/L；出血指既往有出血史和（或）出血倾向如出血体质、贫血等；INR 值不稳定指 INR 值易变/偏高或在治疗范围的时间短（如<60%）；药物/饮酒指合并用药如抗血小板药、非甾体类抗炎药，嗜酒等

注释

1）本量表用于评估房颤患者抗凝治疗出血风险，分值越大，出血风险越大。

2）总分≥3 分提示出血"高危"，应谨慎抗栓治疗（不论是维生素 K 拮抗剂还是抗血小板），及时纠正可控制的出血危险

因素，如未控制的血压、INR 不稳定、合用药物（阿司匹林、非甾体类消炎药等）、酒精等，并定期复查。

3）有消化道出血史患者，可合用质子泵抑制剂。

4）对活动性出血的患者应待出血停止并稳定后再行抗栓治疗。

参 考 文 献

1. A novel user-friendly score（HAS-BLED）to assess 1-year risk of major bleeding in patients with atrial fibrillation：the Euro Heart Survey. Chest. 2010；138：1093-1100.

2. 2010 ESC-Guidelines for the management of atrial fibrillation. European Heart Journal. 2010；31：2369-2429.

3. 卒中风险评估量表

（1）Essen 评分：卒中患者卒中复发风险。

（2）ABCD 系列评分：TIA 后早期卒中风险。

（1）Essen 评分（Essen Stroke Risk Score，ESRS）：卒中患者卒中复发风险。

Essen 评分

危险因素	评分
年龄 65~75 岁	1
年龄>75 岁	2
高血压	1
糖尿病	1

续　表

危险因素	评分
既往心肌梗死	1
其他心血管疾病 （除外心肌梗死和房颤）	1
周围动脉疾病	1
吸烟	1
既往缺血性卒中或 TIA	1
总分最大值	9 分

基于 Essen 评分的危险分层及治疗推荐

分值	危险分层	抗血小板治疗
<3	低危	阿司匹林
3~6	中危	氯吡格雷
>6	高危	阿司匹林+氯吡格雷

注释

1）Essen 评分是评估缺血性卒中患者危险分层并指导用药的理想工具。该评分最初是从 CAPRIE 研究中提出来，但其研究对象为心血管疾病的高危人群，后来在 REACH 研究中验证了该评分在卒中/TIA 人群中的应用。

2）对既往卒中/TIA 患者，Essen 评分能准确评估患者发生卒中或主要血管事件风险，分值越高，患者发生卒中或主要血管事件风险越大；3 分是一个界值，高分值患者应强化二级预防治疗。

参 考 文 献

1. A randomised, blinded, trial of Clopidogrel versus Aspirin in Patients at Risk of Ischaemic Events (CAPRIE). Lancet. 1996; 348：1329-1339.
2. The essen stroke risk score predicts recurrent cardiovascular events：A validation within the reduction of atherothrombosis for continued health (REACH) registry. Stroke. 2009; 40：350-354.

（2）TIA 后卒中风险：ABCD 系列评分。

ABCD 系列评分

项目	描述	ABCD^2	ABCD^3-I
Age 年龄	≥60 岁	1	1
Blood pressure 血压	收缩压 ≥ 130mmHg 和（或）舒张压≥90mmHg	1	1
Clinical feature 临床特征	一侧肢体无力	2	2
	不伴无力的言语障碍	1	1
Duration of symptoms 症状持续时间	≥60 分钟	2	2
	10~59 分钟	1	1
Diabetes mellitus 糖尿病	有	1	1
Dual TIA 双重 TIA 发作	7 天内至少发作两次	—	2
Imaging 影像学检查	同侧颈动脉狭窄≥50%	—	2
	DWI 检查发现高信号		2
总分最大值		7	13

不同分值对应的危险分层

危险分层	ABCD^2 分值	ABCD^3-I 分值
高危	6~7	8~13
中危	4~5	4~7
低危	0~3	0~3

注释

1）TIA 后早期（TIA 后 2~30 天）卒中风险评估常用 ABCD^2 评分和 ABCD^3-I 评分。

2）在 ABCD^2 基础上，增加"近期 TIA 反复发作、颈动脉狭窄和急性 DWI 高密度影"即 ABCD^3-I 评分，校正其他危险因素，具有这三项特征的人群早期卒中风险升高 3~7 倍，这三项可更有助于识别 TIA 后高风险人群。ABCD^3-I 评分比其他评分能更好地识别危险分层，更有效地指导临床决策。

3）医疗条件许可，推荐应用 ABCD^3-I 评分及时识别 TIA 后卒中高风险人群。

参 考 文 献

1. A simple score（abcd）to identify individuals at high early risk of stroke after transient ischaemic attack. Lancet, 2005, 366（9479）: 29-36.

2. Validation and refinement of scores to predict very early stroke risk after transient ischaemic attack. Lancet, 2007, 369（9558）: 283-292.

3. Addition of brain and carotid imaging to the ABCD^2 score to identify patients at early risk of stroke after transient ischaemic attack: a multicentre observational study. Lancet Neurol. 2010; 9（11）: 1060-1069.

4. 并发症风险评估量表

（1）改良的 Well 评分：深静脉血栓风险评估。

（2）洼田饮水试验：吞咽困难评估。

（3）2002NRS：住院患者营养不良风险筛查。

（4）AIS-APS 评分：卒中后肺炎风险评估。

（1）改良的 Well 评分：深静脉血栓（DVT）风险评估。

改良的 Wells 评分

	临床特征	分值
1	癌症活动期（近 6 个月内接受治疗或当前姑息治疗）	1
2	偏瘫，轻瘫或最近下肢石膏固定	1
3	近期卧床≥3 天或近 12 周内行大手术（全麻或局麻）	1
4	沿深静脉走行有局限性压痛	1
5	整个下肢肿胀	1
6	小腿肿胀周径至少大于无症状侧 3cm（胫骨粗隆下 10cm 测量）	1
7	凹陷性水肿（仅症状腿）	1
8	浅静脉侧支（非静脉曲张）	1
9	既往 DVT 史	1
10	至少可能和 DVT 相当的其他病因诊断*	−2
总分		

*：其他病因诊断包括：肌肉损伤、慢性水肿、浅静脉炎、血栓后综合征、关节炎、慢性静脉功能不全、蜂窝织炎、腘窝囊肿、骨盆肿瘤、术后肿胀、多种混杂因素

注释

1）本量表用于 DVT 临床可能性评估，总分<2 分，不太可能发生 DVT；总分≥2 分，很有可能发生 DVT。

2）Well 评分联合 D-二聚体对 DVT 的诊断：总分<2 分且 D-

二聚体阴性，可排除 DVT 诊断；总分 ≥2 分且 D-二聚体阳性，考虑 DVT 诊断。

参 考 文 献

1. Evaluation of D-dimer in the diagnosis of suspected deep vein thrombosis. N Engl J Med. 2003；349（13）：1227-1235.

2. A simple clinical model for the diagnosis of deep-vein thrombosis combined with impedance plethysmography：potential for an improvement in the diagnostic process. J Intern Med. 1998；243（5）：15-23.

（2）洼田饮水试验：吞咽困难评估。

洼田饮水试验

患者端坐，喝下 30 毫升温开水，观察所需时间喝呛咳情况。

1 级（优）：能顺利地 1 次将水咽下；

2 级（良）：分 2 次以上，能不呛咳地咽下；

3 级（中）：能 1 次咽下，但有呛咳；

4 级（可）：分 2 次以上咽下，但有呛咳；

5 级（差）：频繁呛咳，不能全部咽下。

结果评定：

正常：1 级，5 秒之内；

可疑：1 级，5 秒以上或 2 级；

异常：3~5 级。

疗效判断标准：

治愈：吞咽障碍消失，饮水试验评定 1 级；

有效：吞咽障碍明显改善，饮水试验评定 2 级；

无效：吞咽障碍改善不显著，饮水试验评定≥3级。

注释

1）该量表由日本洼田俊夫提出，分级明确清楚，操作简单，利于选择有治疗适应证的患者。但要求患者意识清楚并能够按照指令完成试验。

2）该量表仅反映了对液体误吸的程度，不能全面反映各种食物的误吸情况，结果判定一定程度上依赖于患者主观感受，评估的准确性不是很高（达60%以上）。

（3）2002NRS（nutrition risk screening，NRS）：住院患者营养不良风险筛查。

表1　初始筛查

	项目	是	否
1	BMI<20.5（kg/m²）？		
2	最近3个月患者体重是否降低？		
3	最近一周患者饮食摄入是否降低？		
4	患者是否患严重疾病？（如，强化治疗）		

是：如果任一项回答为"是"，应进行表2的筛查
否：如果所有回答均"否"，患者应每周复查。如果患者有择期大手术，应考虑制定营养计划以避免营养不良

表2　最后筛查

营养不良状况		疾病严重程度	
无 0分	正常营养状态	无 0分	正常营养需要

续 表

营养不良状况			疾病严重程度	
轻度 1分	3个月内体重减轻>5%或最近1周进食量小于正常需要量的50%~75%		轻度 1分	骨盆骨折，或尤其合并急性并发症的慢性病患者：肝硬化、慢性阻塞性肺病、长期血液透析、糖尿病、肿瘤
中度 2分	2个月内体重减轻>5%或BMI为18.5~20.5+一般健康状况受损或最近1周进食量为正常需要量的25%~60%		中度 2分	腹部大手术、卒中、重症肺炎、血液系统肿瘤
严重 3分	1个月内体重减轻>5%（或3个月内减轻>15%）或BMI<18.5+一般健康状况受损或最近1周进食量为正常需要量的0~25%		严重 3分	颅脑损伤、骨髓移植、重症监护患者（APACHE>10分）
说明：总分=营养不良状况+疾病严重程度 如果年龄≥70岁，在总分上加1分=校正年龄后的总分				

注释

1）该评分2002年由欧洲肠外肠内营养学会（ESPEN）提出，用于住院患者营养风险筛查。

2）NRS评分≥3分，有营养不良风险，应制定营养计划；<3分，需每周复查。

3）美国和中国肠外肠内营养学会均推荐2002NRS用于住院患者营养风险筛查。

参 考 文 献

1. ESPEN Guidelines for Nutrition Screening 2002. Clinical Nutrition. 2003；22

（4）：415-421.

（4）AIS-APS（Acute ischemic stroke-associated pneumonia score，AIS-APS）评分：评估急性缺血性卒中相关肺炎风险。

AIS-APS 评分

项目	分值
年龄	
≤59	0
60～69	2
70～79	5
≥80	7
既往史/合并疾病	
房颤	1
充血性心衰	3
COPD	3
当前吸烟	1
卒中前生活依赖（mRS≥3）	2
入院 NIHSS 评分	
0～4	0
5～9	2
10～14	5
≥15	8
入院 GCS 评分	
15～13	0
9～12	0
3～8	3
言语障碍	3

续　表

项目	分值
牛津郡社区脑卒中项目（OCSP）分型	
腔隙性脑梗死（LACI）	0
部分前循环梗死组（PACI）	0
完全前循环梗死组（TACI）	2
后循环梗死组（POCI）	2
入院血糖（mmol/L）	
≤11.0	0
≥11.1	2

（COPD：慢性阻塞性肺病）

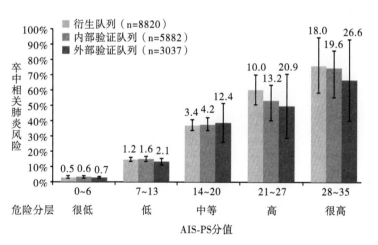

图　不同分值对应的卒中相关肺炎风险及危险分层

注释

1）该量表用于评估急性缺血性卒中相关肺炎风险，是根据中国国家卒中登记数据库（CNSR），2013 年由其研究者提出，AIS-APS 比以前同类量表具有更好的识别能力。

2）总分最大值为 35 分，按分值分为五个危险分层；分值越高，发生肺炎的风险越大。

参 考 文 献

1. Novel risk score to predict pneumonia after acute ischemic stroke. Stroke. 2013；44：1303–1309.

5. 脑出血（ICH）常用量表

（1）ICH 评分：脑出血临床分级。

（2）Hunt-Hess 评分：蛛网膜下腔出血临床分级。

（3）WFNS-SAH 分级：蛛网膜下腔出血临床分级。

（4）改良的 Fisher 分级：蛛网膜下腔出血后脑血管痉挛风险评估。

（5）GCS 评分：Glasgow 昏迷评分。

（1）ICH 评分：脑出血临床分级。

ICH 评分

项目	评分
GCS 评分	
3~4	2
5~12	1
13~15	0

续 表

项目	评分
血肿量	
≥30ml	1
< 30ml	0
血肿破入脑室	
是	1
否	0
血肿源自幕下	
是	1
否	0
年龄	
≥80 岁	1
< 80 岁	0

ICH 评分与 30 天病死率

ICH 评分	30 天病死率
0	0
1	13%
2	26%
3	72%
4	97%
5	100%

注释

1）ICH 评分用于脑出血的临床分级，此评分是一种静态指标，不能反映病情的动态变化；能比较可靠地评估 30 天病死率，但不能预测功能预后。

2）如血肿量等指标可能随评估时间不同而变化，但适宜的评估时间目前尚不明确。

参 考 文 献

1. The ICH Score：A Simple，Reliable Grading Scale for Intracerebral Hemorrhage. Stroke. 2001；32：891-897.

（2）Hunt-Hess 评分：蛛网膜下腔出血（SAH）临床分级

Hunt-Hess 评分

分级 *	标准
0	未破裂动脉瘤
1	无症状，或轻度头痛，轻度颈项强直
2	中-重度头痛，颈项强直，无神经功能缺损（除外颅神经麻痹）
3	嗜睡、意识混乱、轻度局灶神经功能缺损
4	昏迷，中-重度偏瘫，可能去大脑僵直早期
5	深昏迷，去大脑强直，濒死状态

＊：对于严重的全身性疾病如高血压、糖尿病、严重动脉粥样硬化、慢性肺病，以及血管造影发现的严重血管痉挛者，评分加 1 分

注释

1）此评分用于 SAH 患者的临床表现分级，应在入院后尽快评估，从而评估其临床预后和手术风险。级别越高，病情越重。

2）1 级和 2 级的 SAH 患者，应行手术治疗。如果≥3 级，应保守治疗改善至 1 级或 2 级再行手术，但两种情况除外：①患者具有多处、重复的出血事件，即使 ≥3 级，也应尽快手术；

②患者似乎有威胁生命的颅内血肿，应立即手术，血肿清除后，行动脉瘤最终修复或不修复。

参 考 文 献

1. Surgical risk as related to time of intervention in the repair of intracranial aneurysms. Journal of Neurosurgery 1968；28（1）：14-20.

2. Intracranial aneurysm. A nine-year study. Ohio State Medical Journal. 1966；62（11）：1168-1171.

3. A universal subarachnoid hemorrhage scale：report of a committee of the World Federation of Neurosurgical Societies. J Neurol Neurosurg Psychiatry. 1988；51（11）：1457.

（3）世界神经外科医师联盟（WFNS）委员会蛛网膜下腔出血分级：WFNS-SAH 分级。

WFNS-SAH 分级

WFNS 分级	GCS 评分	运动障碍
I	15	无
II	14~13	无
III	14~13	有
IV	12~7	有或无
V	6~3	有或无

注释

1）WFNS 分级是一个简单、可靠、有效的 SAH 临床分级量表，1988 年由 WFNS 提出；级别越高，病情越重。

2）因其简易，可用于观察 SAH 病人的病情变化预测预后，也可用于标准化 SAH 的临床评估，利于患者管理。

参 考 文 献

1. A universal subarachnoid hemorrhage scale: report of a committee of the World Federation of Neurosurgical Societies. J Neurol Neurosurg Psychiatry. 1988；51（11）：1457.

（4）改良的 Fisher 分级：SAH 后脑血管痉挛风险评估。

改良的 Fisher 分级

分级	标准
0	无 SAH 或脑室内出血
1	少量或薄层 SAH，不伴双侧脑室内出血
2	少量或薄层 SAH，伴双侧脑室内出血
3	蛛网膜下腔出血量大*，不伴双侧脑室内出血
4	蛛网膜下腔出血量大*，伴双侧脑室内出血

＊：SAH 出血量大是指蛛网膜下腔某池或侧裂中血凝块厚度至少>5mm

注释

1）蛛网膜下腔出血易引发脑血管痉挛（CVS），导致脑缺血甚至脑梗死，为评估蛛网膜下腔积血程度与 CVS 之间的关系，1980 年有学者提出基于 CT 的 Fisher 分级。

2）Fisher 分级越高，发生 CVS 的风险越大。

3）2001 年又有学者提出改良的 Fisher 分级，反映了蛛网膜下腔积血和脑室内血液都是 CVS 的独立危险因素。

参 考 文 献

1. Effect of cisternal and ventricular blood on risk of delayed cerebral ischemia after subarachnoid hemorrhage：the Fisher scale revisited. Stroke. 2001；32 （9）：2012-2020.
2. Relation of cerebral vasospasm to subarachnoid hemorrhage visualized by computerized tomographic scanning. Neurosurgery. 1980；6：1-9.

（5）Glasgow 昏迷评分（Glasgow Coma Scale ，GCS）：GCS 评分。

GCS 评分

项目		分值
睁眼	自动睁眼	4
	呼唤睁眼	3
	刺痛睁眼	2
	无反应	1
言语反应	回答正确	5
	回答错乱	4
	言语含糊不清	3
	只能发音，不能理解	2
	无反应	1

续 表

项目		分值
	按吩咐动作	6
	刺痛时定位	5
运动反应	刺痛时肢体回缩	4
（非偏瘫侧）	刺痛时体屈曲	3
	刺痛时肢体伸直	2
	无反应	1
计算		

GCS 评分对应的昏迷程度及预后	
13～15 分	轻度昏迷，预后好
9～12 分	中度昏迷，预后一般
3～8 分	重度昏迷，预后差

注释

1）总分最大值 15 分，最小值 3 分；分值越大，预后越好。

2）该量表不能用于 5 岁以下儿童。

3）因插管气管切开无法发声的重度昏迷者低于 3 分。

参 考 文 献

1. Assessment of coma and impaired consciousness. A practical scale. The Lancet. 1974, 13; 2 (7872)：81-84.

6. 预后评估量表

（1）Barthel 指数（Barthel Index，BI）：日常生活活动能力

评估。

Barthel 指数

项目	评分标准
吃饭	0　依赖 5　需部分帮助 10　自理
洗澡	0　依赖 5　自理
修饰（洗脸、梳头、刷牙、剃须）	0　需帮助 5　自理
穿衣（解系纽扣、拉链、穿鞋凳）	0　依赖 5　需部分帮助 10　自理
大便	0　失禁或需灌肠 5　偶有失禁 10　能控制
小便	0　失禁或插尿管和不能自理 5　偶有失禁 10　能控制
用厕（包括拭净、整理衣裤、冲水）	0　依赖 5　需部分帮助 10　自理
床—椅之间转移	0　完全依赖，不能坐 5　需大量帮助（2人），能坐 10　需少量帮助（1人）或指导 15　自理

续　表

项目	评分标准
平地移动	0　不能移动，或移动少于45米 5　独自操纵轮椅移动超过45米，包括转弯 10　需1人帮助步行超过45米（体力或言语指导） 15　独立步行超过45米（可用辅助器）
上楼梯	0　不能 5　需帮助（体力、言语指导、辅助器） 10　自理

根据 BI 分值的临床预后分级

评分	临床预后
>60	轻度功能障碍，能基本完成日常活动，需部分帮助
41~60	中度功能障碍，需很大帮助方能完成日常活动
≤40	重度功能障碍，大部分日常活动不能完成或需他人服侍

注释

1）该量表用来评估患者日常生活活动能力，可用于患者治疗前后的功能恢复评价。依据患者日常实际表现，不以患者可能具有的能力判断。

2）总分为100分，得分越高，独立性越好，依赖性越小。

参 考 文 献

1. The Barthel ADL Index：a standard measure of physical disability？Int Disabil Stud. 1988；10（2）：64-67.

卒中常用医学术语

1. 脑血管

颅内动脉 intracranial artery，ICA

颅外动脉 extracranial artery，ECA

锁骨下动脉 subclavical artery，SA

颈总动脉 common carotid artery，CCA

颈内动脉 internal carotid artery，ICA

颈外动脉 external carotid artery，ECA

大脑前动脉 anterior cerebral artery，ACA

大脑中动脉 middle cerebral artery，MCA

大脑后动脉 posterior cerebral artery，PCA

前交通动脉 anterior communicating artery，ACoA

后交通动脉 posterior communicating artery，PCoA

椎动脉 vertebral artery，VA

基底动脉 basilar artery，BA

小脑上动脉 superior cerebellar artery，SCA

小脑前下动脉 anterior inferior cerebellar artery，AICA

小脑后下动脉 posterior iniferior cerebellar artery，PICA

2. 疾病名称

中国缺血性卒中亚型 Chinese ischemic stroke subclassification，CISS

急性缺血性卒中 acute ischemic stroke，AIS

大动脉粥样硬化 large-artery atherosclerosis，LAA

短暂性脑缺血发作 transient ischemic attack，TIA

轻型卒中/小卒中 minor stroke

腔隙性梗死 lacunar infarction

脑小血管疾病 cerebral small vessel disease，SVD

穿支动脉疾病 penetrating artery disease，PAD

分水岭脑梗死 cerebral watershed infarcts，CWSI

脑栓塞 cerebral embolism，CE

心源性栓塞 cardioembolism

心源性卒中 cardiogenic stroke，CS

隐匿性卒中 cryptogenic stroke

房颤 atrial fibrillation，AF

卵圆孔未闭 patent foramen ovale，PFO

冠心病 coronary heart disease，CHD 或 coronary artery disease，CAD

心肌梗死 myocardial infarction，MI

自发性脑出血 spontaneous intracerebral hemorrhage，SICH

动脉瘤性蛛网膜下腔出血 aneurysmal subarachnoid hemorrhage，aSAH

颈动脉夹层 carotid artery dissection，CAD

脑静脉系统血栓形成 cerebral venous thrombosis，CVT

深静脉血栓形成 deep vein thrombosis，DVT

肺栓塞 pulmonary embolism，PE

脑动静脉畸形 arteriovenous malformation，AVM

周围动脉疾病 peripheral arterial disease，PAD

血管认知功能障碍 vascular cognitive impairment，VCI

3. 临床疗法

颈动脉内膜剥脱术 carotid endarterectomy，CEA

颈动脉支架术 carotid artery stenting，CAS

颈动脉血管成形和支架植入术 carotid angioplasty and stenting

血管内治疗 endovascular therapy

介入治疗 interventional treatment

个体化医疗 personalized medicine

精准医疗 precision medicine

4. 辅助检查

计算机断层扫描 computed tomography，CT

CT 灌注成像 CT perfusion，CTP

CT 血管成像 CT angiography，CTA

CT 静脉成像 CT venography，CTV

磁共振成像 magnetic resonance imaging，MRI

弥散加权成像 diffusion weighted image，DWI

灌注加权成像 perfusion weighted image，PWI

T1 加权成像 T1-weight imaging，T1WI

T2 加权成像 T2-weight imaging，T2WI

脑血流量 cerebral blood flow，CBF

脑血容量 cerebral blood volume，CBV

血液平均通过时间 Mean Transit Time，MTT

磁共振血管成像 MR angiography，MRA

磁共振静脉成像 MR venography，MRV

正电子发射断层成像 positron emission tomography，PET

单光子发射 CT 成像 single photon emission computed tomography，SPECT

经颅多普勒 transcranial Doppler，TCD

数字减影血管造影 digital subtraction angiography，DSA

经食管心脏超声 transesophageal echocardiography，TEE

经胸心脏超声 transthoracic echocardiography，TTE

超声心动图 ultrasonic cardiogram，UCG

心电图 electrocardiogram，ECG

脑电图 electroencephalogram，EEG

低密度脂蛋白胆固醇 low-density lipoprotein cholesterol，LDL-C

高密度脂蛋白 high-density lipoprotein，HDL

血压 blood pressure，BP

收缩压 systolic blood pressure，SBP

舒张压 diastolic blood pressure，DBP

平均动脉压 mean arterial pressure，MAP

收缩期动脉压 systolic arterial pressure，SAP

舒张期动脉压 diastolic arterial pressure，DAP

脉压 pulse pressure，PP

颅内压 intracranial pressure，ICP

脑灌注压 cerebral perfusion pressure，CPP

体重指数 body mass index，BMI

踝臂指数 ankle-brachial index，ABI

凝血功能常用检查

- 凝血酶原时间 prothrombin time，PT
- 活化部分凝血活酶时间 activated partial thromboplastin time，APTT
- 部分凝血活酶时间 partial thromboplastin time，PTT
- 凝血酶时间 thrombin time，TT
- 纤维蛋白原 fibrinogen，FIB

肾功能常用检查：

- 血尿素氮 blood urea nitrogen，BUN
- 血肌酐 serum creatinine，SCr
- 血尿酸 blood uric acid，UA
- 尿肌酐 urine creatinine，UCr

国际标准化比值 international normalized ratio，INR

5. 临床研究常用名词

随机对照试验 randomized controlled trial，RCT

主要终点 primary endpoint

次要终点 secondary endpoint

结局 outcome

预后 prognosis

一级预防 primary prevention

二级预防 secondary prevention

优势比 odds ratio，OR

风险比 hazard ratio，HR

相对风险 relative risk，RR

相对危险度降低 relative risk reduction，RRR

绝对危险度降低 absolute risk reduction，ARR

需治疗数，即预防 1 例不良事件发生需要治疗的病例数 number needed to treat，NNT

从急诊到溶栓治疗开始时间 door-to-needle time

从急诊到介入治疗开始时间 door-to-balloon time

从发病至溶栓治疗开始时间 onset-to-needle time

从影像检查至溶栓治疗开始时间 imaging-to-needle time

6. 国际学会及医疗机构名称

美国心脏学会 American Heart Association，AHA

美国卒中学会 American Stroke Association，ASA

美国心脏病学会 American College of Cardiology，ACC

美国神经病学学会 American Academy of Neurology，AAN

美国医学会 American Medical Association，AMA

美国国立卫生研究院 National Institutes of Health，NIH

美国国立神经疾病与卒中研究院 National Institute of Neurological Disorders and Stroke，NINDS

美国食品与药物管理局 Food and Drug Administration，FDA

欧洲药品管理局 European Medicines Agency，EMA

世界卒中组织 World Stroke Organization，WSO

美国高血压学会 American Society of Hypertension，ASH

美国糖尿病学会 American Diabetes Association，ADA

欧洲心脏病学会 European Society of Cardiology，ESC

欧洲卒中组织 European Stroke Organization，ESO

欧洲高血压协会 European Society of Hypertension，ESH

国际脑血流与代谢学会 International Society for Cerebral Blood Flow and Metabolism，ISCBFM

美国神经介入外科学会 Soiety of NeuroInterventional Surgery，SNIS

美国神经重症监护学会 Neurocritical Care Soiety，NCS

7. 卒中常用量表名称

名　称	意　义
NIHSS 评分	评估神经功能缺损程度
改良 Rankin 量表（mRS）	评估卒中后功能结局
GCS 评分	Glasgow 昏迷评分
巴氏指数（Barthel Index，BI）	评估日常生活活动能力
$ABCD^2$ 评分	评估 TIA 患者早期卒中风险
Essen 评分	评估卒中患者卒中复发风险
$CHADS_2$／CHA_2DS_2-VASc 评分	评估房颤患者卒中风险
STAF 评分	房颤鉴别评分
HAS-BLED 评分	评估抗凝治疗出血风险
改良 Well 评分	评估深静脉血栓风险
AIS-APS 评分	评估急性缺血性卒中后相关肺炎风险
NRS2002	住院患者营养不良风险筛查
ICH 评分	脑出血临床分级
Hunt-Hess 评分	蛛网膜下腔出血临床分级
WFNS-SAH 分级	蛛网膜下腔出血临床分级
改良 Fisher 分级	评估蛛网膜下腔出血后脑血管痉挛风险